Behandlung der Lungenschwindsucht.

Die Behandlung

der

Lungenschwindsucht

in geschlossenen Heilanstalten

mit

besonderer Beziehung auf Falkenstein i/T.

Von

Dr. P. Dettweiler,
dirigirender Arzt daselbst.

Berlin.
Druck und Verlag von G. Reimer.
1880.

Allgemeiner Theil.

Ueber das Wesen der, unter dem Namen Lungenschwindsucht zusammengefassten Prozesse ist uns Positives wenig bekannt. Es ist und bleibt vorerst fraglich, ob wir uns das Athemorgan vor seiner nachweisbaren Erkrankung in jenem Zustande seines Zellenlebens denken müssen, den wir mit dem Begriffe der Scrophulose verbinden, wonach die Gewebe auf relativ geringfügige Reize mit einer reichlichen Bildung kurzlebiger, zur Verkäsung neigender Zellen antworten: oder ob die Lungenerkrankung die Folge einer hypothetischen Dyskrasie ist, welche auf Grund einer, specifische Reize führenden Blut- und Säftemischung zu knötchenartiger Neubildung, zu einer tuberculösen Entzündung führt. Ob ferner der mechanische oder specifische Reiz durch Inhalation und Einwanderung zugeführter, infectiöser oder indifferenter Körperchen, ob sog. verdorbene Luft, Erkältungen oder endlich das räumliche und dynamische Missverhältniss der Blut und Lymphe führenden Organe die letzte Ursache der Krankheit darstelle, bleibt noch zu beantworten. Mit Wahrscheinlichkeit spielen alle oder doch mehrere dieser Verhältnisse eine pathogenetische Rolle, etwas bestimmtes, die Frage abschliessendes wissen wir aber nicht.

Hätten wir einen vollen Einblick in das wahre Wesen der Schwindsucht, so würde die Hauptforderung einer rationellen Behandlung derselben, auf dem Wege logischer Schlussfolgerung leicht gestellt werden können. Leider sind wir noch fern von diesem idealen Standpunkte, der ja eigentlich der einzig berechtigte zum therapeutischen Handeln sein sollte, und werden doch täglich vor die Pflicht gestellt eingreifend und verantwortlich zu handeln. Hierdurch entsteht oft eine Lage, die an Peinlichkeit wächst, je schwerer die Verantwortung von dem gewissenhaften Arzte gefühlt wird. Der Widerstreit zwischen Theorie und Praxis, zwischen Wissen und Müssen, der Antagonismus, welcher zwischen der nach positiven Grundlagen strebenden Wissenschaft und einer, in ihren Grundprincipien undefinirbaren Kunst, zwischen logischen Kategorien und individueller Intuition herrscht, ist der Grund unserer Unklarheit gegenüber dem einzelnen Falle, des Schwankens unserer Wissenschaft innerhalb der extremsten Doctrinen und therapeutischen Systeme. Der häufige Wechsel der letzteren, die als jeweiliger Ausdruck der wissenschaftlichen Strömung so einschneidend in das Wohl und Wehe der Mitmenschen sich geltend machen, hat unserem Stande in den Augen des Publikums heute den Hohn eines Molière und Hippel, morgen die Vergötterung der Masse eingetragen. Allerdings wirft diese, trotz aller Zweifel und einer fast zur Mode gewordenen suffisanten Kritik in der Stunde der Noth sich uns immer wieder vertrauensvoll in die Arme.

Aber nicht diese, mehr äusserliche Wirkung des Mangels an ausgebreiteten, positiven Grundlagen in der Medicin soll hier in Betracht gezogen werden; was ein kurzes Eingehen, selbst an dieser Stelle rechtfertigt, ist die, aus jenem wahrscheinlich resultirende Gefährdung unserer kranken Mitmenschen, die uns in Folge der Unsicherheit am Krankenbette so häufige erwachsende Gewissensbeklemmung, die Gefahr einer oft nahezu moralischen, jedenfalls aber wissenschaftlichen Schädigung, die in dem Zwange liegt, eingreifend zu entscheiden, ohne dass rationelle Motive uns die Weisung geben. Um allem dem möglichst zu entgehen, um sich beruhigend mit Wissen, Gewissen und Pflicht klar auseinander zu setzen und zugleich die Würde und den Fortschritt unserer Wissenschaft zu erhöhen ist es nothwendig, uns immer wieder zu vergegenwärtigen, wie weit unser Können positive, hypothetische oder nur empirische Stützen hat. Ganz besonders nöthig finde ich eine solche fortwährende Revision gegenüber einer, in den Bestand der Culturvölker so eingreifenden Krankheit wie die Lungenschwindsucht. Gerade in der Lehre von diesem Erbübel zeigt sich die schädigende Wirkung einschläfernder Traditionen, der Mangel einer wachsamen Kritik, und des über der Häufung von Einzelmaterial verloren gehenden Sinnes für das Allgemeine, das einfach Gesetzmässige. Klärende Reflexionen in dieser Richtung sind das einzige Mittel, uns vor folgenschweren Irrthümern und Täuschungen, vor einem gefühlsarmen Rationalismus einerseits, wie vor einem gedankenarmen Idealismus andererseits, den beiden Polen einer und derselben Sache, die Wissenschaft und Kunst zu gleicher Zeit sein soll, zu bewahren. Es sei darum ein kurzes Verweilen bei diesem Gegenstande erlaubt, der von dem, in diesem Schriftchen zu verfolgenden Zwecke durchaus nicht so ferne abliegt, als es vorerst scheinen mag.

Der Mensch bedarf einer rationellen Grundlage für seine Handlungsweise, er will und muss die Ursache kennen für eine von ihm wahrgenommene oder zu erzielende Wirkung; nur das Gesetzmässige in den Erscheinungen befriedigt ihn. Wo das Axiom fehlt schafft er sich die Hypothese, zu seiner intelektuellen Befriedigung sowohl, als zum Ausgangspunkt eines möglichst rationellen Handelns. Lässt die Hypothese im Stich, gibt auch sie ihm keine erspriessliche Richtschnur, so tritt die voraussetzungslose Erfahrung, die nackte Empirie, welche nicht nach Gründen fragt, in ihr Recht. Letztere ist der niederste Standpunkt in der Therapie, leider ein noch so häufig nothwendiger, dass er einen recht schmerzlichen Maassstab dafür abgibt, wie viel uns noch zu einer positiven Wissenschaft fehlt. Die Kluft zwischen positivem Wissen und roher Empirie füllt nun die Hypothese, die Voraussetzung von Ursachen, für die wir nur Wahrscheinlichkeits-Beweise haben, die natürlich einem uns bereits bekannten Gesetze nicht widersprechen dürfen. Die Hypothese ist in keiner Wissenschaft zu entbehren, besonders aber nicht in der unsrigen, die es ja vielleicht mit dem allergrössten Complexe einander beeinflussender Bedingungen, mit der Erkenntniss aller jener vielverschlungenen und wechselvollen Lebenserscheinungen und Ursachen zu thun hat, sie ist die Nothbrücke für unser wissenschaftliches Denken, die Fackel der Induction, ohne welche wir in dem Dunkel nicht vorwäts kommen.

Aber sie birgt in sich eine erhebliche Gefahr, sie hemmt unter Umständen geradezu die Entwicklung einer Wissenschaft oder leitet sie auf falsche Bahnen, indem sie den erklärungsdurstigen Geist für den Augenblick befriedigt und diesen dabei gar leicht vergessen lässt, dass sie doch nur ein Theil der gesuchten Wahrheit, vielleicht nur eine Scheinwahrheit ist. Hierin allein schon liegt die höchste Verpflichtung, immer nach exacten, möglichst positiven Ausgangspunkten für unser ärztliches Wirken zu suchen, die gefundenen stets von diesem Gesichtspunkte aus zu prüfen — der empirischen Tradition eine gemässigte, aber stets wache Skepsis im Glauben, wie im Nichtglauben entgegenzusetzen.

Medicin ist, wie schon Magendie sagt, die Physiologie des kranken Menschen. So ferne wir dem Ziele noch sind, wir müssen hoffen, dass diese wirklich mehr und mehr der

Quellpunkt für unsere Pathologie und Therapie werde und dieselben allmälig zu einer möglichst positiven, zu einer Heilwissenschaft umschmelze. Aber auch heute schon, das darf nicht vergessen werden, muss der Werth einer jeden Therapie an den, von der Physiologie gefundenen Gesetzen gemessen werden; je ärmer an physiologischen Motiven, je widersprechender gar denselben unser Vorgehen ist, um so unwissenschaftlicher, um so weniger zweckentsprechend wird es sein. Die Frage, ob eine wirklich rationelle Therapie erreicht werden könne, ist gradezu müssig, die Verpflichtung danach zu streben aber unzweifelhaft. — Ich weiss, dass ich damit eine seit 35 Jahren aufgestellte Forderung der physiologischen Medicin wiederhole, und dass deren damaliges und heutiges Programm die Anticipation eines idealen Zustandes unserer Wissenschaft enthält. Ich weiss auch, dass die Analogieschlüsse auf dem Boden empirischer Erfahrungen, dieses so oft trügerische Fundament, noch die breiteste Grundlage für unser Wirken abgeben müssen, dass wir der Hypothese nicht entrathen können und dass wir in den krassesten Nihilismus zurückfallen, wenn wir an die Therapie die strenge Forderung einer mathematischen, positiven Wissenschaft stellen wollen. Trotz der gedeihlichen Entwicklung des naturwissenschaftlichen Denkens sind die Gefahren der kühlen, für die Praxis unfruchtbaren Höhen, zu denen jenes einmal führen könnte den, mit der Noth des Tages sich herumschlagenden Aerzten noch fernliegende. Diese leiden vielmehr noch zu sehr an dem Gegentheil, an einer pharmakodynamischen Hyperorthodoxie, an einem zu grossen Vertrauen auf die persönliche Inspiration. Was wir ärztliche Kunst nennen, ist das individuelle Vermögen, den drei Hauptfactoren bei unseren therapeutischen Schlüssen, der Empirie, der Hypothese und dem Gesetze, die richtige Werthstellung in jedem Einzelfall zu geben, ohne genaue Kenntniss des logischen Gewichtes jedes einzelnen derselben. In einer Art intuitiver Verschmelzung dieser Grössen zu einem mehr oder weniger richtigen Ganzen liegt das, was wir als ärztliche Kunst, ärztlichen Takt ansehen. Diese sind aber nur individuelle Fähigkeiten des sogenannten „glücklichen Arztes", den es noch so lange geben wird, als wir keine positive Heilwissenschaft haben.

Die Kunst in diesem Sinne kann nicht übertragen, sie kann nicht gelehrt werden, diese Kunst kann und darf gar nicht, wie auch die Hypothese nur im beschränkten Maasse, zum Ausgangspunkte eines therapeutischen Systems werden. Die Intuitionen Einzelner, die nicht auf wissenschaftlicher Grundlage erwachsene Meinung, eine Art Stimmung, der oft eine Mehrheit von Aerzten beherrschende Affekt der Lust oder Unlust, der Neigung und Abneigung gegenüber einer therapeutischen Hypothese, drücken nicht selten ganzen Epochen die Signatur auf. Sie beherrschen unbewusst die wissenschaftliche Strömung, es werden Wünsche und Hoffnungen, mit dem Scheine eines wissenschaftlichen Kleides überdeckt maassgebend. Dazu kommt noch eine auffallende, fast nur unserem Stande eigenthümliche Erscheinung, die schon Griesinger rügte, die nämlich, dass viele Aerzte rationellen Principien nur in abstracto huldigen, Theorie und Praxis völlig auseinanderhalten. Viele haben geradezu zwei Seelen, sind in der wissenschaftlichen Discussion und im Handeln am Krankenbette oft nicht wieder als dieselben zu erkennen.

Ich habe den Eindruck, dass wir im Augenblick an solchen Widersprüchen, an solchen unklaren Strömungen leiden und möchte auch von meiner bescheidenen Stelle aus ein Mahnwort dagegen erheben, ganz besonders soweit es die uns in Folgendem zu beschäftigende Frage, die Behandlung der Lungenschwindsucht anlangt. Es wird grade hier, bei selbst flüchtiger Umschau klar werden, dass wir einerseits tief in den Banden unhaltbarer Traditionen und schwacher Hypothesen verstrickt sind, andererseits aber die werthvollsten physiologischen Ausgangspunkte unberücksichtigt liegen lassen.

Betrachten wir daher einmal, zum Zwecke eines späteren Beweises Entstehung, Verlauf und die Ausgänge einer gewöhnlichen, durchschnittlichen Phthise und prüfen wir alsdann vorurtheilsfrei den Werth der gebräuchlichen Behandlungsmethoden.

Unter Phthisis, Lungenschwindsucht, müssen wir im klinischen Sinne alle die chronisch entzündlichen Prozesse begreifen, die, wenn nicht frühzeitige restitutio ad integrum eintritt, in ihrem weiteren Verlaufe zu Schrumpfungen, Bindegewebsneubildung, schiefrigen Indurationen, Bronchiectasien, Verkalkung des käsig gewordenen Infiltrates oder zu weitergehenden Einschmelzungen desselben, mit Hinterlassung von geschwürigen secernirenden Hohlräumen in der Lungensubstanz, mit einem Worte auf irgend eine Weise zum Schwunde der letzteren führen. Die pathologische Anatomie hat uns eine Mehrzahl von Vorgängen enthüllt, die alle zu demselben Resultate führen und auch die Pathologie spricht desshalb von einer chronischen catarrhalischen Pneumonie, Bronchopneumonie, Peribronchitis, Desquamativ- oder besser parenchymatösen Pneumonie u. s. w., ohne desshalb in den meisten Fällen eine exacte Diagnose intra vitam zu ermöglichen. Letztere ist um so schwieriger, je näher die genannten Vorgänge ihrem Anfangspunkte liegen, und dieses um so mehr, als höchst selten eine einzige Form sich rein als solche entwickelt, sondern eine Combination mehrerer derselben die Regel ist. Was die Tuberculose anlangt, so kann dieselbe (von der acuten Miliartuberculose erst recht abgesehen) bei unseren Heilversuchen abgesondert nicht in Betracht kommen, da für ihre Erkennung uns gleichfalls sichere Merkmale abgehen und zudem ihre Heilbarkeit nicht absolut bestritten werden kann. Für den Therapeuten sind also alle diese Vorgänge Heilobjecte und müssen es sein, so lange bis der gute oder schlimme Ausgang seinen Angriffen und Strebungen ein Ziel setzt. Es ist mehr denn bei irgend einer anderen Krankheit für den Kliniker geboten, von der Unklarheit, die in dieser Beziehung noch auf pathologisch-anatomischem Gebiete herrscht, abzusehen und sämmtliche Krankheitsbilder vorläufig unter dem einen Gesichtspunkte der absoluten oder relativen Heilbarkeit zu betrachten. Einzig wegen der, unserer Generation unausrottbaren Vorstellung von der absoluten Malignität des Tubercels dem zudem der Charakter eines bestimmten, anatomisch definirbaren Krankheitsproductes abgesprochen ist (Aufrecht), sollte die Bezeichnung Tuberculose für chronische Zustände ganz umgangen werden. Nach den von Virchow, F. Niemeyer u. A. eingeleiteten Anschauungen, die allerdings zu einem etwas weitgehenden Optimismus der Aerzte Anlass gaben, haben die Aufstellungen von Buhl, besonders aber von Rindfleisch, der eine specifische tuberculöse Entzündung für die phthisischen Prozesse postulirt, fast verwirrend und entmuthigend gewirkt. Unbeirrt um den Streit, ob eine specifische Entzündung, ob die Infection durch käsige oder sogar specifisch käsige Materie, ob die Einwanderung corpusculärer Elemente, ob Pilze oder ob histologische und histochemische Abweichungen der Elementartheile den ersten Grund der Krankheit bilden, unbeirrt, sage ich, um den wahrscheinlich späten Austrag dieses Streites muss der Therapeut sich in jedem Falle die ernste Aufgabe stellen, diese heilen zu wollen. Er wird zu diesem Werke um so mehr Muth mitbringen, je klarer er über die Genese dieser unheilvollen Krankheit geworden ist.

Die Phthise ist mehr wie irgend eine andere Krankheit das Produkt solcher allgemeinen Lebensverhältnisse, die sich von den einfach naturgemässen, physiologischen Lebensbedingungen entfernen. Ihre Häufigkeit wächst in steigender Progression mit der Abkehr von diesem Punkte. Es ist demnach einleuchtend, dass sie gleichen Schritt hält mit der Kultur, die bis jetzt gierig nach jeder Vermehrung resp. Befriedigung von Lebensbedürfnissen und Reizen strebte, ohne jede Berücksichtigung der gesundheitlichen Folgen. Ein Correctiv für diese Schädigung durch die sich rapide steigernde culturelle Entwicklung ist erst im Werden begriffen, es ist die Gesundheitswissenschaft, die Hygiene. In der Pflege und dem gedeihlichen Wachsthum dieser so spät, unter den Wehen eines tiefen socialen Elendes geborenen Disciplin liegt auch die einzige und wirksame Vorbeugung gegen die Kulturkrankheit κατ' ἐξοχήν, die Lungenschwindsucht. Diese wird nicht angeboren, sie wird unter allen Umständen erworben, bald leicht, bald schwer, je nach den constitutionellen Verhältnissen und der temporären oder habituellen Disposition des Athmungsorganes. Die Frage, warum grade dieses so häufig und so langwierig erkrankt, birgt eben das, durch die Wissenschaft noch zu lösende Räthsel von dem wahren Wesen der Schwindsucht. Meiner physio-pathologischen Anschauung nach liegt dasselbe aber vielleicht nicht auf so tiefem, dunklem Grunde, wie man allgemein vermuthet. Die Häufigkeit der Erkrankung wird schon grösstentheils verständlich, wenn man die exponirte, allen Insulten zugängliche Lage des Organs bedenkt. Es ist eben eigentlich ein Oberflächenorgan, ohne den mächtigen Schutz, den diese sonst haben. Dazu kommt noch der exceptionelle Bau; eine enorme, fast gerüstlose Häufung und Verknäuelung von Blut, Lymphe und Gas führenden Canalsystemen, denen zum Theil freie Mündung an die Oberfläche (Stomata der Lymphgefässe, Sikorsky, Landois Physiol.) und eine fast structurlose Dünnwandigkeit eigen ist. Die Zugänglichkeit für Schädlichkeiten jeder Art wird dadurch erhöht und die sofortige Mitleidenschaft der verschiedenen Systeme unter einander bedingt. Die widerstandslose und massenhafte Auswanderung von Zellen bei stärkeren Reizen, die, in Folge des trichterförmigen Baues der Alveolen schwierige Expulsion desquamirter Epithelzellen, die dem Ausgleich hinderliche globulöse Stase der Capillaren — der Verschluss der eigentlich und vorzugsweise resorbirenden Lymphgefäss - Anfänge (Wasbutsky, v. Wittich) durch Verdrängung und Verstopfung, die unausgesetzte Functionirung des ganzen Organs und schliesslich seine ungemeine Abhängigkeit vom Herzen lassen die Häufigkeit wie die Hartnäckigkeit aller, nicht rein superficiellen Erkrankungen, begreiflich erscheinen. Ist ein Organismus schon überhaupt oder temporär schwächlich d. h. ist seine Gesundheitsbreite, seine Ausgleichungsfähigkeit eine relativ geringe, warum soll dann ein, durch Bau und Function besonders läsionsfähiges Hauptorgan bei einem Ansturm von Schädigungen nicht vorzugsweise unterliegen, namentlich wenn eine bereits durch die Zeugung gesetzte Beschaffenheit der Elementartheile, eine geringere Widerstandskraft und grössere Entzündbarkeit derselben dieses begünstigt?

Ueber die Erblichkeit der Phthise ist seit langem viel hin und her geredet worden. Darüber ist man einig, dass die Krankheit als solche nicht auf den Descendenten übertragen wird. Wohl aber wird die Geneigtheit der Lunge zu Erkrankungen mannichfacher Art ererbt. Betrachtet man diese Erbschaftsfrage unbefangen und im Zusammenhange mit einer reichen Zahl biologischer Thatsachen, so ist sie nicht wunderbarer als, um ganz banale Beispiele zu gebrauchen, das Auftreten frühzeitigen Haarschwundes bei Kindern kahlköpfiger Eltern, frühzeitige Caries der Zähne durch ganze Generationen, die Entwicklung von Hämorrhoidalknoten bald nach der Pubertät bei Söhnen von, in dieser Beziehung belasteten Vätern. Wunderbar und dunkel, wie das Gesetz der Zeugung bleiben diese Vorgänge immerhin, dass sie sich aber auch auf die Lunge erstrecken, kann nicht erstaunen. Eher noch warum der von elterlicher Seite ausgestellte Schein erst in späteren Lebensabschnitten des Kindes fällig wird. Ob da das Organ den in einer gewissen Lebensperiode sich steigernden physiologischen Anforderungen nicht mehr gewachsen ist, ob ein Missverhältniss im Wachsthum und der endlichen Entwicklung des Gefässsystems gegenüber der Lunge, ob dynamische Schwäche des Herzens u. s. w. die Ernährungs- und Functionsstörung hervorruft (Virchow, Beneke, Brehmer) das sind Punkte, die uns noch unklar sind, auf die aber bereits von Seiten der Wissenschaft erhellende Lichter geworfen werden. Jedenfalls würde aber, und darüber sind wohl die meisten Phthisiologen einig, eine genaue Kenntniss der physiologischen Eigenart des disponirten Individuums und die Möglichkeit, Anforderung und Leistungsfähigkeit während des Lebens ins Gleichgewicht zu setzen und darin zu erhalten, die Disposition zur Phthise in Latenz lassen oder diese gar mit der Zeit zum Verschwinden bringen. Auf einer meist zufällig günstigen Constellation der Lebensverhältnisse beruht es, wenn exquisit Disponirte alt werden können, ohne Phthisiker zu werden. „Die Disposition hat oder muss vielmehr eine anatomische Grundlage haben, die in einer mangelhaften Anlage des später erkrankenden Systems beruht. Das Bindeglied zwischen dieser und der Erkrankung liegt in dem Missverhältniss zwischen Leistungsfähigkeit des betreffenden Systems und der ihm zufallenden Arbeitsmasse“ (Pick, B. Kl. W. 10. 79). Es bedarf sicher der Anlässe, der die individuelle und jeweilige physiologische Linie übersteigenden Anforderungen, der Steigerung oder Häufung von Schädlichkeiten, denen gegenüber die Fähigkeit des

Ausgleiches nicht ausreicht. Bei aufmerksamer Rückverfolgung entwickelter Schwindsuchtsfälle wird man recht oft den Höhepunkt genau treffen, an dem die Wagschale zu Ungunsten der Gesundheit sinken musste.

Die acquirirte Phthise des nicht disponirten Individuums unterliegt dem gleichen Gesetze, nur müssen die Anlässe hier drastischer sein, wie sie es in der That sind, dafür sorgen wahrlich unsere socialen und beruflichen Gepflogenheiten. Man kann, wenn man z. B. das Leben eines gesunden Grossstädters, der jahraus jahrein mitten im industriellen, politischen und socialen Strome, unter oft unglaublich unnatürlichen und ungesunden Verhältnissen lebt und wirkt, doch wieder nur erstaunen über die relativ ausserordentliche Widerstandskraft der Lunge, über deren Toleranz gegen die widernatürlichsten Zumuthungen.

In der Vorgeschichte der ausgebrochenen Krankheit spielen fast ausnahmslos solche Verhältnisse eine Rolle, welche ganz im Allgemeinen den Stoffwechsel in der Art stören, dass der Effect sich unter dem Bilde der Blutverarmung darstellt. Unter dem allgemeinen Namen der Anämie, wie er gewöhnlich gebraucht wird, haben wir ohne Zweifel eine Mehrheit von Zuständen uns zu denken, die der Hauptsache nach in zwei Gruppen zerfallen, in Störung der Menge des Blutes und in Störung der Mischung (Heterometrie und Dyskrasie). Wie weit bei dem Gesammtbilde einer solchen allgemeinen Ernährungsstörung die Action der Elementarorganismen, der Zellen und deren Fähigkeit, sich aus dem Blute zu ernähren in Frage kommt, können wir für unseren Zweck vorläufig ausser Acht lassen. „Alle jene Schädlichkeiten, unter deren Einfluss idiopathisch sich Blutarmuth ausbildet, wie langes Stillen, schwere fieberhafte Krankheiten, chronische Verdauungsstörungen, Strapazen, gemüthliche Depressionen u. s. w. haben als determinirende Ursachen der Phthise zu gelten“ (Immermann).

Die fast vollkommene Congruenz schwerer Anämie und beginnender Phthise, welche letztere unstreitig weniger die Folge specifischer, giftiger Agentien, als des Mangels, des einseitigen Ueberschusses und der unpassenden Mischung der gewöhnlichen physiologischen Lebensreize, wie Luft, Licht, Nahrung, Körperbewegung u. s. w. ist, schwindet erst in dem Augenblick, wo die locale Erkrankung sinnfällig in die Erscheinung tritt. Dies geschieht zumeist unter dem letzten Drucke einer ganz besonderen Schädlichkeit, als welche am häufigsten die Erkältung zu gelten hat.

Es kann nicht geleugnet werden, dass dieses der häufigste Entwicklungsgang der gewöhnlichen Phthisisfälle ist, wenngleich ziemlich plötzliches Auftreten, ohne die obengenannten nachweisbaren Vorläufer nicht zu den seltenen Ausnahmen gehört. Aber eine genaue Analyse lässt auch bei der Mehrzahl dieser Fälle dieselbe Aufeinanderfolge, nur zeitlich sehr zusammengedrängt und in der Erscheinung, durch Intensität oder Häufung der Schädigungen gesteigert, erkennen. Es genügt da zur Erklärung die Fortdauer oder rasche Wiederholung des occasionellen Momentes, wie etwa neue Erkältung, Ueberanstrengung des schon erkrankten Organes, rapide Inanition durch starken Magen-Darmkatarrh, Consumption durch Fieber u. dergl. mehr, um unter dem Bilde einer acuten Erkrankung ganz dieselben Factoren walten zu sehen, die auch bei dem chronischen Falle, aber nur zeitlich langsamer und intensiv gemässigter ihr dominirendes Wesen trieben.

Haben wir nun einen ausgesprochenen Fall von Lungenschwindsucht vor uns, so bietet er, wenn auch dem Aeusseren nach noch hier und da abweichend von seinesgleichen, doch vom physio-pathologischen Gesichtspunkte aus ein Bild, das so schematisch ist, wie kaum in einer anderen Krankheit und von einer Klarheit für die Analyse, wie sich der exacte physiologische Mediciner nur wünschen kann. Wir finden in fast allen Fällen ein Individuum, das an deutlicher Blut- und Gewebsverarmung leidet, gleichviel ob diese vor oder während des Ausbruchs der Krankheit erworben sind. Letztere, die Erkrankung der Lunge, setzt einen Theil des Organs ausser Function, hiermit ist unweigerlich eine Störung im Gaswechsel verbunden, die nach dem Maassstab der Grösse jener zu der bestehenden Blutarmuth als Complication hinzutritt oder diese in selteneren Fällen einleitet. Ein robuster Organismus mit gut functionirenden Partien der gesund gebliebenen Lungen kann diese Folge auf eine Zeit lang hinausschieben, auf die Dauer gewiss nicht. Thatsache ist ferner, dass mit den mittleren und höheren Graden der Blutarmuth eine verminderte Absonderung der Verdauungssäfte einhergeht, wodurch die Assimilation behindert und die bestehende Inanition gesteigert wird. Zu dem verminderten Ersatz der Blutbestandtheile, der Inanition tritt fast immer noch ein beschleunigter Verbrauch derselben durch Consumption, das Fieber. Die einfache Anämie wird eine complexe und hatte jene schon die gravste Wirkung auf Bestand und Function des Muskelsystems, so treten nun noch die, gerade für den Haushalt dieses Systemes höchst deletären Wirkungen des Fiebers hinzu. Der grosse Wärmebildungsheerd, die Gesammtmuskulatur ist mehr oder weniger stark alterirt, Neigung und Fähigkeit, denselben in gewohnter oder nothwendiger Thätigkeit zu erhalten schwinden gleichmässig und werden für den Stoffwechsel im Allgemeinen, sowie speciell für die Thoraxerweiterung und ganz besonders für die obere Apertur verhängnissvoll, der Unmöglichkeit, übermässigen Wärmeverlust zu jeder Zeit genügend auszugleichen vorläufig gar nicht zu gedenken. Besonders stark betroffen wird aber der thätigste Vertreter der ganzen Gruppe, das Herz. Seine

Arbeit beginnt insufficient zu werden, die dadurch gesetzte Störung kann nur durch mehr und mehr sich steigernden Verzicht auf körperliche und geistige Leistungen nothdürftig ausgeglichen werden, was natürlich wiederum für den Gesammthaushalt schädliche Folgen hat. Weiter aber wird durch die verminderte Arbeitskraft des Herzens und die fehlerhafte Blutmischung die bereits kranke Lunge in doppelt ungünstiger Weise betroffen. Die in derselben gesetzte Ernährungsstörung, welcher nach unumstösslichen Lebensgesetzen immer noch die constanteste und wesentlichste Bedingung der Heilung, eine bis zum äussersten sich bethätigende spontane Heilungstendenz innewohnt, befindet sich in der denkbar ungünstigsten Lage. Mangelhaft ernährt schon durch die fehlerhafte Blutmischung und durch die, von dem Infiltrate gesetzte Verlegung eines Theiles der Blutbahn ist nun auch die zuführende Kraft noch zu Ungunsten ihrer Aufgabe alterirt. Dazu kommt noch, dass bei geringer Energie die Entleerung des rechten Herzens eine ungenügende ist und durch diese Circulationsstörung auch der Uebertritt der Lymphe in die Blutmasse gehindert und die recrementielle Ausscheidung verzögert wird. Die dadurch bedingte Ueberladung der Gewebsflüssigkeit mit bereits ausgedienten Stoffen, die ungenügende Gewebsathmung bei ungenügender Lungenathmung können natürlich nicht ohne störende Rückwirkung auf das gesammte Zellenleben, auf die Fähigkeit der Zellen sich zu ernähren und Ernährungsstörungen auszugleichen bleiben. Damit ist ein ganzes Heer fehlerhafter Consequenzen geschaffen, von denen die sich auf das Nervensystem erstreckenden wahrlich nicht die geringsten sind. Die durch fehlerhafte Innervation bedingten functionellen Störungen der wichtigen Organe, die trophischen und vasomotorischen Alterationen sind einleuchtend, so z. B. die Neigung zu abundanter Schweissbildung, die ja nach den neuesten Forschungen als eine rein nervöse Function zu gelten hat (Sympathicus: Luchsinger, cerebrospinale Secretionsnerven: Adamkiewicz) was Alles nur als eine weitere Vermehrung der Kettenglieder in diesem kolossalen Circulus vitiosus zu gelten hat. —

Es ist unnöthig die Skizze genauer auszuführen, sie gibt ein, wie ich denke, klares Bild und zeigt, wie bei den einmal gegebenen Prämissen, der Lungenspitzenerkrankung und der ihr vorausgehenden oder sofort nachfolgenden Blutverarmung die übrigen Störungen in physiologischer Nothwendigkeit sich einstellen müssen. Es kann eins oder das andere Glied der Kette scheinbar oder wirklich fehlen, im Ganzen aber sind die markirten Punkte die immer zu passirenden Stationen, auf dem langen Wege der anfänglichen Verminderung der Gesundheitsbreite, des ersten Sinkens unter die physiologische Linie bis zur terminalen Hektik.

Ist der hier geschilderte Entwicklungsgang der auf die meisten Fälle zutreffende (es ist aus Zweckmässigkeitsgründen von den selteneren Formen, den Inhalationspneumonien und den zu anderweitigen käsigen Heerden in Beziehung gebrachten Phthisen abgesehen), ist die Aufeinanderfolge der sich mit physiologischer Nothwendigkeit entwickelnden Störungen bezüglich der Ursache und Wirkung klar, so sind uns, wie ich glaube, die Principien einer rationellen, fast physiologischen Therapie gegeben. Freilich müssen wir auf die höchste Forderung einer solchen, die directe Beseitigung der gesetzten Localstörung durch ein bestimmtes Heilmittel von vornherein verzichten. Wir müssen schon um desswillen auf ein solches verzichten, weil wir es bei der manifesten Lungenerkrankung noch immer mit einem Complex krankhafter Störungen in verschiedenen anderen Organen zu thun haben. Die allmälige Rückführung dieser zu normalen Leistungen ist die Vorbedingung der localen Restitution des, selbstverständlich nur schematisch festgehaltenen Falles. Da wir die, einer raschen Wiederherstellung ungünstigen Factoren, den eigenthümlichen Bau, die fortgesetzte Zugänglichkeit des Organs für Schädigungen aller Art und die Unmöglichkeit, dasselbe in Ruhe zu versetzen, nicht willkürlich ausschalten können, so haben wir es vor Allem mit der Verminderung der Schädlichkeiten und der gesunkenen Circulationsenergie zu thun. Von der Hebung dieser letzteren hängt unstreitig die Möglichkeit der Resorption ab, eine Bedingung, die noch kürzlich von Leyden auch für die Lösung einer verzögerten Resolution bei der genuinen Pneumonie gefordert wurde. Ein Medicament, wodurch die Herzkraft für lange auf die nöthige Höhe gebracht werden könnte gibt es nicht, und ebensowenig ein solches, wodurch direct auf die kranke Lunge eingewirkt würde. Auf die radicale Wirkung intern gereichter Mittel hat man schon in der, nach dieser Richtung so vertrauensseligen ältern Zeit verzichtet und der chirurgische Angriff mit der Pravaz'schen Spritze ist bis jetzt in seinen ersten Versuchen stecken geblieben. Die auf die radicalen Folgen der Transfusion gesetzten Hoffnungen sind gleichfalls klanglos zu Grabe gegangen. Die in neuerer Zeit praktisch gewordenen Erwartungen durch Ueberladung des Blutes mit gewissen Stoffen, wie z. B. Kalk einen directen Effect zu erzielen sind einfach theoretische Speculationen und sind unphysiologisch. Das Blut hat immer Kalk genug, um einige Concremente zu deponiren; berechtigt uns nun auch nur ein wissenschaftlicher Grund zu hoffen, dass es dieses grade an dem kleinen Punkte thun werde, an dem es uns erwünscht wäre und nicht an hundert anderen, namentlich im Knochensystem, der natürlichsten Ablagerungsstätte? Soll man ausserdem ernsthaft glauben, das Blut habe nicht Wasser genug um eine Verflüssigung der Infiltrate zu ermöglichen, es bedürfe hierzu einer besonders feuchten Luft, der Zufuhr von

Wässern, deren minimale Beimengungen bezüglich ihrer Wirkungsweise noch fast alle der genügenden Erklärung durch die physiologische Chemie harren? Die in manchen Fällen günstige Wirkung aller dieser Sachen soll nicht durchaus geleugnet werden, es sind aber nebenhergehende, oft sehr irrelevante, jedenfalls ganz indirecte, darüber soll man sich doch nicht täuschen. Indirect selbst wirkt das principalste Heilmittel der Schwindsucht, das pabulum vitae, die Luft. Denn es ist doch gewiss unerfindlich, wie die Luft, die dünne sowohl wie die verdichtete, die warme, reine oder verdorbene direct auf ein solidificirtes Lungengewebe wirken könnte. Die Pforten sind ihr mehr oder weniger fest verschlossen durch geschwollene Schleimhaut und Secrete der terminalen Bronchien, durch abgestossenes, umgewandeltes Epithel und ausgewanderte Zellen in diesen und den, meist damit ganz gefüllten Alveolen. Diese lassen in einem solchen Zustande und bei der mehr oder weniger starken Stase in den Lungencapillaren, der ersten Ursache drohender Verkäsung doch einen Gasaustausch kaum denkbar erscheinen. In dieser unbestreitbaren, deducirten Thatsache liegt schon allein der schwerste Urtheilsspruch gegen jegliche Art der Inhalationstherapie bei Phthise (nicht bei Catarrhen, Emphysem und Asthma) die, ob sie mit dichter oder dünner Luft, mit Stickstoff, Kochsalz- oder anderen Lösungen arbeitet, sich über die etwa mögliche Art ihrer Wirkung täuscht. Es bleibt ihr in meinen Augen nur der nebenher gehende circulatorische und functionelle Werth einer Gymnastik für die noch nicht infiltrirten Lungentheile. Sie setzt also bei ihrem Vorgehen nur e i n e n Hebel an e i n e m Punkte an, während deren doch so viele an den verschiedensten Punkten angreifen müssten.

Es resultirt aus der ganzen obigen Betrachtung, dass wir es bei der ausgebrochenen Phthise nicht mehr mit einem kranken Organ, sondern mit einem kranken Organismus, statt mit einer Krankheit mit einem kranken Individuum zu thun haben. Der localen Erkrankung kommen wir, wie schon gesagt, nur auf einem langen Umwege bei, den genauer zu beschreiben ich später versuchen werde.

Wir haben wiederholt die hohe Bedeutung der Blutverarmung und deren schädigende Wirkung auf die Assimilation, das Nervensystem und besonders das Herz hingewiesen. Die Verbesserung des Blutes und der Zustand des Herzens sind die ersten und bedeutendsten Angriffspunkte, die sich der zweckbewussten und ausgesucht individualisirenden Therapie bieten. Bevor jene nicht auf eine möglichst physiologische Norm gebracht sind oder sich wenigstens auf dem besten Wege dazu befinden, ist alles andere Bemühen vergeblich. „Nur durch lebhafteste Wechselwirkung mit dem Blute ist es möglich, dass in den Entzündungsproducten jene Veränderungen vor sich gehen, die zur Resorption, zur Organisation, zur Zellproliferation und zur Erweichung führen. Da die Herzkraft von der Ernährung des Herzens und einer normalen Innervation durch normales Blut abhängt, da auch normale Diffusionsvorgänge in den Geweben von der Zusammensetzung dieses allgemeinen Ernährungssaftes bedingt sind, so ist es wichtig auf die Blutbeschaffenheit durch alle nur zuständige Mittel Einfluss zu gewinnen“ (Winternitz). Diese aber ist in erster Linie abhängig von physiologischen Ernährungsverhältnissen im Allgemeinen. Aus diesen Gründen muss der Allgemeinzustand bei der Phthise vor Allem die skrupulöseste Berücksichtigung finden, und gibt allein die Ernährungsfrage, das richtige Maass und die richtige Wahl der Mittel, der Schutz vor Störungen u. dergl. mehr ein weites Feld der unablässigen Thätigkeit für den Arzt ab. Nicht weniger wichtig sind die abnormen Stoffwechselvorgänge im Fieber, diese müssen zunächst zu beseitigen versucht werden. Auch die leiseste, kaum thermometrisch erkennbare Febricula, zu weitgehender Wärmeverlust, wie Retention der Wärme verdienen Beachtung, da dieselben die Ernährung in Mitleidenschaft ziehen und dadurch auf die kranke Lunge störend rückwirken. Ebenso geben zufällige Complicationen, wie Catarrhe, Blutungen, Säfteverluste, Excesse jeder Art eine gemeinsame Schädlichkeit ab. Sie steigern das Missverhältniss zwischen Herzkraft und Circulationswiderständen, speciell im kleinen Kreislauf und verschlechtern und alteriren die Blutmasse, die das kranke Organ durchströmt. Die Kraftverhältnisse des Herzens, die bei der Frage der Körperbewegung, der Athemgymnastik und des Bergsteigens ja die erste Rolle spielen, fordern, wenn diese nicht schädigend statt heilend wirken sollen, das eingehendste Studium und fortgesetzte Beobachtung des Individuums durch den Arzt; ein einziges Zuviel kann wochen-, monatelangen Nachtheil bringen. Unter einem wie verantwortlichen Lichte erscheinen da die meist so ganz allgemeinen Verordnungen an Phthisiker, die zum Bergsteigen, zur Athemgymnastik ins Gebirge geschickt werden! Bei dem impulsiven Charakter dieser Kranken ist der Missbrauch wahrscheinlicher als das Gegentheil.

Die Fähigkeit, verschieden temperirte Luft schadlos zu ertragen ist bei den verschiedenen Patienten überhaupt und bei den einzelnen temporär so verschieden, dass ich die richtige Schätzung der Grenze seitens des Arztes, und die wahrhaft wohlthätige Leitung in dieser Richtung mit für den schwersten Punkt in der ganzen Phthisistherapie halte. Wer da nicht tastend Schritt vor Schritt vorgeht, macht gewiss die bittersten Erfahrungen, freilich werden dann gar häufig die eintretenden Recidive unerklärlichen, der Krankheit eigenen „Nachschüben“ zugeschrieben. Wirklich nützender Luftgenuss fordert eben die weitgehendsten Erfahrungen des Arztes, verständige Beobachtung des Patienten und eine unausgesetzte Relation zwischen beiden Theilen. Da bei dieser Krankheit auch das Kleinste zur Schädlichkeit werden kann, so ist die Frage der Bekleidung, der Wohnung, Bettbedeckung, der secreten Gewohnheiten bei der Toilette, bei der Befriedigung von allerlei Bedürfnissen von der höchsten Bedeutung. Ganz besonders ist dieses aber das Studium der geistigen und moralischen Eigenschaften, des ganzen Charakters des Kranken und seiner Reactionsart nach allen und jeden Richtungen, kurz ein ganzes Heer von Punkten, die ich für den Augenblick nur flüchtig umschrieben habe, um das ganze weite Gebiet nur einmal vorläufig abzustecken.

Die therapeutische Aufgabe ist demnach ohne Zweifel eine ausserordentlich schwierige, denn sie erfordert umfassendste physiologische und psychologische Kenntniss des betreffenden Individuums. Nicht blos die völlige Erforschung und umfänglichste ätiologische wie prognostische Schätzung der localen Erkrankung, sondern die eingehendste Kenntniss des augenblicklichen Zustandes sämmtlicher wichtigen Systeme des Körpers, deren stets wechselnde gegenseitige Beeinflussung, sowie die Feststellung darüber, welches von diesen für den Augenblick die störende Führung übernommen hat, sind die Grundpfeiler der jeweilig einzuschlagenden Therapie. Die Schwierigkeit liegt aber natürlich weniger in der exacten Diagnose, die jedem gut beobachtenden und klar denkenden Arzte gelingen wird, als vielmehr in dem vielverschlungenen, oft so rapiden Wechsel, von der Norm abweichender Erscheinungen, die das so vielseitig erkrankte Object bietet. Der gewissenhafte Arzt kann jeden Augenblick in die grösste Beklemmung gerathen bei der Entscheidung, welchem von den sich gleichzeitig präsentirenden Symptomen er zuvörderst seine Aufmerksamkeit widmen muss. Die Verlegenheit wird gesteigert, weil die Berücksichtigung des einen ein völliges Ignoriren des anderen nicht selten fordert. Heute ist es die schlechte Verdauung, morgen ein fieberhaftes Recidiv, das einemal auffallende Herzschwäche, das anderemal eine kolossale Gefässerregung, welche die entgegengesetztesten Indicationen bieten. Der rothe Faden eines planmässigen Vorgehens kann da leicht verloren gehen, und ein unsicheres, schädliches Herumtappen ist die Folge.

Eine besondere, in meinen Augen höchst importante Schwierigkeit bildet die ganz eigenthümliche psychische Constitution der meisten Lungenkranken. Sie sind im Ganzen ein liebenswürdiges und dankbares Volk, sanguinisch bis zum Excess und gradezu pervers im Denken und Handeln, soweit diese ihre Krankheit betreffen. Der krankhaften Impressionabilität, der reizbaren Schwäche der nervösen Centralapparate, die sie in ganz gleichem Maasse mit hochgradig Anämischen theilen, entspringt die leichte Erregbarkeit der Psyche, „jenes reizbare, zu explosiven Emotionen geneigte Wesen, welches ebenso schnell, wie es sich in lebhaften Gefühlsausdrücken und Strebungen Luft machte auch wieder in Apathie und Aboulie zurücksinkt“ (Immermann). Jene Capricen und Stimmungen, jenes Ueber- und Unterschätzen des Zustandes und der Kräfte äussern sich in Handlungen, die oft gegenüber der sonst vorhandenen Intelligenz und Bildung gradezu unbegreiflich sind — sie stören und erschweren das ärztliche Wirken aufs empfindlichste. Ich werde auf diese, aus solchen Zuständen nothwendig erfliessende pädagogische Aufgabe des Arztes in einem späteren Abschnitte ausführlich zurückkommen, es sollte hier nur darauf hingewiesen werden, dass, wie die physische, so auch die psychische Umbildung des kranken Individuums die Vorbedingungen einer erfolgreichen Behandlung sind. Es wird aber bereits hieraus und aus dem früher Gesagten zur Genüge hervorgehen, dass zur Bewältigung einer so gewaltigen Aufgabe, wie sie die denkbar wirksamste Behandlung einer Anzahl Lungenkranker mit sich bringt, ein anderes Verhältniss derselben zum Arzte erforderlich ist, als das bis jetzt zumeist gebräuchliche.

Ich möchte sofort in medias res gehen und ferne von jeder animosen Polemik, nur unter dem Drucke einer tiefen, aufrichtigen Ueberzeugung sagen: Die an den offenen Kurorten, hauptsächlich in Italien, Tirol, der Schweiz und in Deutschland geübte Behandlungsmethode gegen die Phthise ist nur zum kleineren Theile eine rationelle, weil nur einen Theil der nothgedrungenen Forderungen erfüllende. Die nach dem heutigen Stande unserer Wissenschaft rationellste, die höchsten Procentsätze von Erfolgen versprechende ist einzig und allein die Anstaltsbehandlung. Die Phthise muss klinisch behandelt werden, d. h. der Arzt darf nicht blos als Berather im Allgemeinen oder nur in den, dem Patienten angezeigt erscheinenden Fällen seine Rolle spielen, er muss die ganze Lebensführung desselben beherrschen, muss sich verantwortlich fühlen für die stricteste Ausführung aller seiner Anordnungen, er muss die Macht und Mittel hierzu unbeschränkt in der Hand haben, mit einem Worte, er muss Herr und Leiter in einer, blos für die speciellen Zwecke wohleingerichteten Anstalt sein. Ist diese eine hygienisch-diätetische Klinik mit normalen d. h. von Extremen freien klimatischen Factoren, so ist in einer solchen die höchste Möglichkeit gegeben, den gestellten Indicationen Rechnung zu tragen.

Sind meine obigen Auseinandersetzungen über die Gesundheitsstörungen des Phthisikers richtig, und ich glaube vom physio-pathologischen wie Erfahrungs-Standpunkte können erhebliche Einwände nicht gemacht werden, so ist die Schlussfolgerung gleicherweise unanfechtbar, ein detailirter Beweis kaum erforderlich. Die wahrscheinlichste Gegenbemerkung derjenigen, die nicht mit meiner Auffassung einverstanden sind: „ich nähme die Dinge zu tragisch, es ginge auch sonst ganz gut“ lasse ich in einer so namenlos ernsten Sache und gegenüber den bis jetzt erzielten Erfolgen unberücksichtigt. —

Ohne es nöthig zu haben, meinen Specialcollegen an den offenen Kurorten persönlich und wissenschaftlich irgendwie zu nahe zu treten, brauche ich nur auf die Gepflogenheiten hinzuweisen, unter denen dort gewöhnlich eine „klimatische Kur“ gebraucht wird. Ich glaube, dass gerade dieses Wort und der, trotz veränderter wissenschaftlicher Erfahrungen hartnäckig festgehaltene Begriff der klimatischen Kur ungemein schädlich wirkt. Es wird damit von vornherein einem zwar principalen aber doch immer nur einzelnen Heilfactor, der noch obendrein der Meinung nach das Zuthun des Arztes und Patienten fast ausschliesst, eine so dominirende Bedeutung gegeben und es hat sich in diesem Sinne ein so übermässiger Glaube an seine specifische Wirkung in den Köpfen eingeschlichen, dass das häufige Ausserachtlassen der grossen Reihe aller übrigen Postulate wohl begreiflich erscheint.

Die Annahme einer specifisch auf die Phthise wirkenden warmen Luft ist unwissenschaftlich, sie wird eigentlich im Ernste nicht mehr aufgestellt, man lässt sich aber von betreffender Seite diese Imputation gerne gefallen. Die warme Luft gestattet, abgesehen von den kleineren Gefährdungen die sie als solche mit sich führen kann (Begünstigung der Erkältungen, verminderte Anregung des Stoffwechsels, der Wärmeproduction etc.), den ausgedehnteren Genuss derselben im Freien, und das ist ihr ausserordentlicher, aber auch einziger Vortheil, der aber nicht alle Forderungen deckt.

Die Thatsache, dass die Phthise eine ubiquitäre Krankheit ist, die unabhängig vom Klima vorkommt und fehlt, gilt als unbestritten und ist eine nachgerade so oft ventilirte, dass ich mich fast scheue, sie anders, als nur andeutungsweise zu berühren. Sicher ist, entgegen der lange gehegten Ansicht, dass die Bevölkerungen der kalten Zone sogar weniger von der Schwindsucht leiden als die der gemässigten und heissen Himmelsstriche; dass wir die Bewohner von Finnland und Archangel wenigstens nicht häufiger als die von Senegambien und dem Kaffernland, ja selbst das gepriesene Madeira (25% der Sterbefälle!) von derselben befallen sehen. Die Absenz der Krankheit auf Island, den Faröern, der Steppe von Orenburg (die wie ich glauben möchte eine ebensowenig absolute ist, wie die von irgend einem südlichen oder Höhenkurorte behauptete) sind ohne Frage zwingende Beweise gegen die so lange geltende Hypothese, als habe die warme Luft direct mit Vorkommen und Heilung der Phthise etwas zu thun. Völlig unhaltbar wurde sie durch die von Jahr zu Jahr sich häufenden Erfahrungen competenter Beobachter, dass Phthisiker ohne Unterschied der Species, in welche sie eingereiht werden, schadloser die Grenzen der für uns sehr niederen Temperaturen berühren und überschreiten können als die gegentheiligen. Zudem ist die Toleranz der Lunge gegen verschieden temperirte Luft eine ungleich grössere, als man gewöhnlich annimmt, Heidenhain (Virch. Arch. Bd. 70) hat eine solche bis zu 100° Differenz nachgewiesen. Damit soll nicht etwa gesagt sein, dass nun der kalten Luft eine besondere Heilwirkung gegen die Phthise zuzuschreiben sei. Diese wie jene haben eben direct weder mit dem Vorkommen noch mit der Heilung derselben etwas zu thun, es muss also immer noch manches andere dazukommen. Ebenso ist es mit dem Einfluss der feuchten und trocknen Luft. Für und gegen beide werden Beobachtungen beigebracht, die sich nicht oder wenigstens noch nicht vereinbaren lassen. Mit Wahrscheinlichkeit sind es Einflüsse der verschiedensten Art, aber von gleichem Effect auf den Stoffwechsel. So erklärt auch Beneke den sehr günstigen Einfluss der feuchten Nordsee- und der holländischen Küstenluft auf die Phthisis-Frequenz (D. Med. Wochenschr. 50. 1877 und 36. 1879. — Xaver Droeze, Leyden 1879) durch die, in Folge der starken Luftströmungen gesetzten stärkeren Wärmeentziehungen. Phthise finden wir in derselben Häufigkeit unter dem Aequator, wo die Luft am reichsten mit Wasserdampf gesättigt ist, wie im hohen Norden, wo das Gegentheil stattfindet, am Meeresstrande wie im Innern der Continente. Phthisenheilung beobachtet man, wie von den betreffenden Aerzten behauptet wird, in gleicher Häufigkeit an feuchten wie trocknen Stationen und Kurorten, woraus hervorgeht, dass auch dem Wassergehalt der Atmosphäre eine principale Bedeutung nicht zukommt. Ein Gleiches gilt von der Lehre des verminderten Luftdruckes, eine Lehre, die in ihrem bestechenden physiologischen Scheingewande unsere Generation eine Zeit lang mit der Hoffnung erfüllte: nun sei endlich ein specifisches, der exacten Berechnung unterfallendes Heilmittel gegen die mörderische Krankheit gefunden. Ihre Prämissen sind leider falsche, die darauf gebauten Schlüsse unbewiesene geblieben. Dr. Brehmer's Lehre vom zu kleinen oder zu schwachen Herzen, vom dynamischen Missverhältniss desselben zu seiner Aufgabe gegenüber den Lungenspitzen als letzter Grund der Phthise, hat trotz späteren Einschränkungen durch ihn selbst keine Annahme gefunden, so wenig dass man selbst das, was an ihr wahr ist, nämlich die ausserordentliche Bedeutung des Herzens für Entwickelung und Heilung des betreffenden Leidens allzusehr übersehen hat. Die von dem Autor an den verminderten Luftdruck geknüpften physiologischen Folgerungen, wie Vermehrung resp. Kräftigung der Herzcontractionen sind ein Irrthum gewesen, jedenfalls soweit sie sich auf von uns bewohnte Höhen beziehen. Alle Forscher, die sich ausser ihm mit dieser Frage beschäftigten, bestätigen das. Die für uns in Betracht kommenden Höhenlagen bewirken bei richtiger Beobachtung aller Cautelen keine Vermehrung der Herzarbeit. Ich selbst konnte mich bei Erhebung vom Meeresstrande bis zu 7000 Fuss (Venedig, Meran, Finstermünz, Fluela-Pass, Davos) unzweifelhaft davon überzeugen. In gleicher Körperlage, zu der gleichen Tagesstunde und bei möglichst gleichem, indifferenten Vorstellungsinhalt schwankte meine Pulsfrequenz zwischen 60—64 Schlägen, wie es dieses, bei gutem Befinden seit Jahren an allen Orten thut, an denen ich lebe. — Auch die von anderen Beobachtern behauptete Wirkung einer tieferen Athmung in Folge des rareficirten Sauerstoffs, der Evaporation der Blutgase u. dergl. sind mehr theoretische Conclusionen, die eine praktische Bedeutung in unseren Höhen wenigstens nicht erlangen. Die Widersprüche der Physiker, der Physiologen und praktischen Aerzte unter einander über diese Frage sind so ausserordentlich, dass dieselbe zum mindesten als durchaus unabgeschlossen betrachtet werden muss. Nach P. Bert vermindert sich bei beträchtlicherer Luftverdünnung ($^3/_7$ Atmosphäre), die Capacität der Lunge um $30^0/_0$, und die Kohlensäureausscheidung nach Legallois erheblich, was also eine Abschwächung der Oxydationsprozesse, des Stoffwechsels nach sich ziehen muss. Dem gegenüber stehen die Erfahrungen aller Höhentherapeuten über die Anregung des Stoffwechsels im Gebirge. Keinenfalls bewirkt dieses ein und dasselbe Gesetz. Die von Gay-Lussac, Biot, Glaisher u. A. constatirte Pulsbeschleunigung in bedeutenden Höhen wurde von Dr. Brehmer auch auf sehr geringe (5—600 Mtr.) übertragen, was, wie wir gesehen haben, durchaus nicht zulässig ist. Der oberflächlichen und frequenteren Athmung in der Höhe (Simonoff) wird für Davos (Spengler) und ähnliche Orte die ruhige, tiefe entgegengesetzt. Lortet behauptet ein Sinken der Körpertemperatur mit der Erhebung, Forel dagegen ein Steigen. Die anémie des altitudes (Coindet) und die Bergkrankheit, welche mit grösserer Sicherheit der Luftverdünnung zugeschrieben werden, widersprechen wieder der täglichen Erfahrung auf unseren Bergen, kurz, es sind gewiss die verschiedensten Einflüsse wirksam, die sich entweder gegenseitig aufheben oder, was wohl noch richtiger ist, durch die regulatorischen Apparate des Körpers ausgeglichen werden. Da ein Naturgesetz sich in immer gleicher Weise geltend machen muss, so entsprechen eben die verschiedenen Beobachtungen verschiedenen Ursachen. Für Schwankungen von $^1/_{10}$—$^1/_6$ des Atmosphärendrucks (5—6000′) reicht das Accommodationsvermögen des Organismus sicherlich so vollständig aus, dass ein anderer als höchst flüchtiger Effect nicht zu Stande kommen kann. Was die vielberufene Immunität der Höhenorte anlangt, so ist ihre Zurückführung auf die verdünnte Luft gleichfalls ein Irrthum, die positive existirt entschieden nicht und die relative ist eine Folge der veränderten socialen Verhältnisse, der dünneren Bevölkerung, der naturgemässen Lebensweise in reiner Luft. Die Beweise dafür sind in der reichhaltigen Literatur der letzten 20 Jahre (Weber, Berta, Meyer, Ahrens, Lombard, Lebert etc.) zum Ueberfluss gegeben. Man verwechselt eben bei dieser ganzen Frage die Begriffe verdünnte Luft und Gebirgsklima, welch letzterem empirisch eine bedeutende Anregung des Stoffwechsels nicht abzusprechen ist. Aber auch diese Eigenschaft wird von einem der neuesten Autoren auf diesem Gebiete (Ludwig, preisgekrönte Schrift über das Klima des Oberengadin) mehr dem Klimawechsel, als der Höhenluft zugesprochen.

Die specifischen Eigenschaften der Luft sind es also keinenfalls, denen wir die günstige Wirkung bei der Schwindsucht zu verdanken haben, wir müssen uns von jenem, an und für sich schönen Gedanken losmachen. Der Genuss einer reinen, frischen, nicht zu warmen Luft ist ein capitales Heilmittel, wie sich von selbst versteht, aber er muss geregelt, auf den speciellen Fall angepasst werden, wie jedes andere Mittel, sonst kann er Gefahren bringen, wie jedes andere falsch angewandte Mittel. Freilich liegt die Gefahr nicht in der reinen Luft, die gar nicht excessiv genug genossen werden kann, wohl aber in den Schwankungen, in den Eigenthümlichkeiten der mit ihr untrennbar verbundenen klimatischen Factoren, der oft übermächtigen meteorischen Reize. Mit allem dem sinkt die Luft in die Klasse der übrigen Heilfactoren zurück, von denen sie freilich die allgegenwärtige Einwirkung voraus hat. Damit fällt aber auch die gebräuchliche Methode der meisten klimatischen Kurorte, die in einem möglichst unbeschränkten Luftgenuss den fast einzigen Hebelpunkt für ihre Therapie suchen und finden. Aber selbst die nur günstige Verwerthung dieses Heilmittels, die individualisirende Ausschaltung der mit ihm so leicht und häufig verbundenen Gefährdungen für empfindliche Kranke ist am offenen Kurorte dem Arzte nicht oder nur unter den allergrössten Schwierigkeiten möglich. Er sieht den Kranken zu selten, er kann ihm nicht zum Voraus für alle Eventualitäten Vorschriften geben, ihm fehlen so häufig die nöthigen Einrichtungen, die Schutzmittel. Am traurigsten steht es damit an fast allen Orten der Riviera und ich bedaure grade die dortigen Collegen in ihrem aussichtslosen Kampfe mit den luxurirenden Hôtel-Interessen. Die an den allermeisten Orten eingerissene, gar häufig auf eigene Faust betriebene schablonenmässige Abwicklung des jour médical von Kranken aller Stadien lässt die dort häufigen Schädigungen der Kur, die im Verhältniss zu den Opfern ungenügenden Erfolge mehr als begreiflich erscheinen.

Was von der Luft gesagt ist, gilt in höherem Maasse von der Regelung aller übrigen Lebensverhältnisse. Ist die ganze Hygio-Diätetik, die ich eben für die Phthisisheilung postulirte, nicht in allgemeiner, sondern in ihrer specialisirtesten Ausübung für Erreichung der höchsten Procente nothwendig, so kann das nur in dem klinischen, in dem anstaltlichen Verhältnisse geschehen, wo der Arzt nicht blos das consultirte, sondern auch das executive Organ ist, das zu jeder Minute erreichbar, persönlich oder durch einen gleichgesinnten Stellvertreter einen ununterbrochenen Verkehr ermöglicht. Denn nicht blos die Anordnung und der Genuss förderlicher Mittel kommen bei der Phthisis in Betracht, fast noch wichtiger ist die Abhaltung der unzähligen Schädlichkeiten, welche die Heilung stören oder ganz verhindern. Ihre Zahl ist Legion, ihre genaue Kenntniss fast eine Wissenschaft für sich, da sie in allen Ecken unter oft harmloser Maske lauern. Die vis medicatrix naturae, die dem Organismus innewohnende Tendenz eine gesetzte Schädlichkeit auszugleichen ist bis zu einem äussersten Grade auch in der Schwindsucht wirksam und ich habe längst den Eindruck gewonnen, dass eine Ueberzahl Lungenkranker nur an Störungen der natürlichen Reconvalescenz zu Grunde geht. Die zufällige oder bewusste glückliche Leitung dieser bedingt das Maximum der guten Erfolge in den Kurorten wie in den Heilanstalten, die Reconvalescenten, die bereits über das acuteste Stadium hinausgekommenen, bilden das grösste Contingent dankbarer Fälle. Das Studium und die skrupulöse Beachtung dieser Seite der Phthisiotherapie ist ein so hochwichtiges, dass ich schon durch diesen einen Punkt die Superiorität der Anstalt für bewiesen erachte. Nur diese ermöglicht in weitester Ausdehnung die so nöthige Erkenntniss der ganzen Eigenart des Kranken, seiner Fehler und Schwächen, nur sie bietet in der Stellung des leitenden Arztes, als freiwillig anerkannte, mit der nothwendigen persönlichen Autorität begleitete höchste Instanz, welcher genügende Pressionsmittel (moralische Einwirkung im geselligen Verkehr wie Ausschliessung bei wiederholter Unfolgsamkeit) zur Durchführung der Anordnungen zu Gebote stehen, die höchsten Garantien des Erfolges. — Es ist keine Frage, es werden gute Kuren an allen Orten gemacht, locale Vorzüge und die Tüchtigkeit des Arztes können überall die Chancen des Erfolges steigern. So glaube ich z. B. dass der hochverdiente Rohden in Lippspringe, dem wir die Anbahnung der von mir so lebhaft vertretenen physiologischen Therapie der Schwindsucht mit zu verdanken haben, die für die Verhältnisse denkbar günstigsten Erfolge erzielt. Die höchste, durch entsprechende Institutionen überall zu erreichende Wahrscheinlichkeit des Erfolges aber liegt, das ist a priori einleuchtend, in dem Verhältniss des Arztes zum Kranken, wie ich es skizzirt habe, was bei der folgenden eingehenden Schilderung der von mir seit Jahren geübten, in vielen Punkten aus der Brehmer'schen hervorgegangenen Methode bis zur Evidenz sich erweisen dürfte.

Specieller Theil.

„Im Kleinen gross.“

Es ist einleuchtend, dass so zahlreichen Indicationen, wie sie die möglichst wirksame Behandlung eines Lungenkranken stellt, nicht genügt werden kann, ohne eine, des Zweckes sich stets bewusste, ausdauernde und verständige Lebensführung desselben. Wenn man bedenkt, wie unsere ganze Bildung und Erziehung auf alles Andere eher gerichtet sind, als auf die Kenntniss der Lebensvorgänge, deren Störungen und der Ursachen hierzu, wenn es fast nicht zu viel gesagt ist, dass vom Fürsten bis zum Holzknecht unterschiedslos dieselbe Unbildung resp. Verbildung in diesen Punkten herrscht, so wird man wissen, dass es sich bei einem, in Behandlung tretenden Phthisiker meistens um ein Object handelt, an dem der Arzt vor Allem die intelectuelle und moralische Zurichtung zu versuchen hat. Denn die Kunst einer bis ins Kleinste gehenden, dem chronisch kranken Individuum correct angepassten Lebensweise ist eine ungemein schwere, sie stellt so hohe Anforderungen an Einsicht, Selbstbeherrschung und Ausdauer, dass sie leicht und ganz nur einem angeboren zielstrebigen Charakter, von sehr klarem Beobachtungs- und Schlussvermögen gelingt. Und dieser Eigenschaften entbehrt der Phthisiker meistens — selten apathisch und phlegmatisch ist sein Reactionsmodus ein impulsiver, explosiver, dem die moralische und physische Ermattung auf dem Fusse folgt. Dies Urtheil ist nicht zu hart; es ist einmal so, und der Revers hat auch seine Vorderseite mit einer Anzahl höchst liebenswürdiger und guter Eigenschaften, unter denen Lenkbarkeit, Willigkeit und dankbare Hingabe obenan stehen. Man muss eben diese wie jene kennen und studiren, um sie in wirksamer Pädagogik verwerthen zu können. Da es sich für den Kranken um völlig geänderte, für die Erreichung des gesundheitlichen Zweckes logisch durchdachte und, sollen nicht die gemachten Errungenschaften immer wieder in Frage gestellt werden, consequent durchgeführte Lebensweise handelt, so ist die Betonung des erziehlichen, des didaktischen Theiles der Therapie, die ja zur Durchführung jener Forderungen erst die Elemente liefert, bei der notorischen Unwissenheit gewiss nicht überflüssig. Ich muss daher einen Augenblick bei dieser psychischen oder moralischen Behandlung verweilen, und werde noch öfter darauf zurückkommen, weil sie, wie mir scheint, auch von sonst sehr einsichtigen Aerzten oft unterschätzt wird. Sie bildet sogar einen der Grund- und Ecksteine der Phthisiotherapie, ein Ausspruch, um dessetwillen ich vielleicht Missdeutung erfahren werde, der aber richtig ist. Denn wenn die Umbildung der Anschauungsweise in hygienisch-diätetischer Beziehung eine erfolgreiche ist (und sie ist es glücklicherweise recht oft bei genügender Geduld), dann wird der Kranke befähigt, für die weitere Dauer der Kur, wie auch im späteren Leben, selbst zu entscheiden und entsprechend richtig zu handeln, gegenüber den tausend schädlichen Anlässen, die ihn stets umdrohen.

Pädagogische Behandlung.

Der Arzt muss sich bewusst bleiben, wie schwer es ist, schädliche, meist liebgewordene Gewohnheiten und Vorurtheile abzustreifen und dafür eine unausgesetzte Ueberwachung aller Impulse, eine Berücksichtigung unzähliger, scheinbar irrelevanter, oft unbequemer Kleinigkeiten an die Stelle zu setzen. Bleibt er sich dessen bewusst, so wird es ihm an der so überzeugenden, weil überzeugten Eindringlichkeit nicht fehlen und er wird damit einen der mächtigsten Hebel ärztlichen Wirkens in chronischen Krankheiten — moralischen Einfluss in die Hand bekommen. Es wird nur in den seltensten Fällen die einfache, wenn auch noch so klare Verordnung des Arztes etwas nützen, wenn sie nicht die, bei allen Gelegenheiten sich wiederholende Form der Belehrung, verbunden mit dem praktischen Hinweis auf den Moment annimmt, und wenn nicht diese wiederum in ihrer Form der Fassungskraft und der Eigenart des Patienten angepasst ist. Die bei guter Gelegenheit gut angebrachte lobende Anspornung, die milde aber ernste Missbilligung des in stets gleicher Stimmung sich gebenden Arztes, der ein Recht hat, den Kranken auf die ihm obliegende moralische Verpflichtung gegen sich und die Seinigen nachdrücklichst hinzuweisen, werden jenem, falls sein eigenes Wesen selbst der Ausfluss eines ehrenhaften, Achtung und Vertrauen erweckenden Charakters ist, bald ein so autoritäres Gewicht geben, dass sein Einfluss ein ungewöhnlich mächtiger sein muss. Verbindet er dabei, was man erwarten darf, eine gewisse Vielseitigkeit des Wissens mit urbanen, bequemen Formen, so kann es nicht fehlen, dass die Mehrzahl seiner stets um ihn geschaarten Clientel zum bildsamen Wachs in seiner Hand wird.

Genaue Kenntniss des Charakters seines Kranken ist aber dem Arzte unerlässlich, und ich strebe nach einer solchen von der ersten Begegnung an, denn „der Mensch stirbt an seinem Charakter“. Ich veranlasse daher in der ersten Empfangs- und Untersuchungsstunde den Patienten zu einer ausführlichen

Darlegung seines ganzen Lebenslaufes. Die Erzählung, die ich absichtlich durch Zwischenbemerkungen erweitere, und oft auf scheinbar abliegende Gebiete lenke, gestattet einen merkwürdigen Einblick in die Anschauungsweise, den Bildungsgrad und Gang des Betreffenden. Es wird dem praktischen Psychologen oft aus den kleinsten Aeusserungen, aus der Wiedergabe besonderer Vorfälle, dem Verweilen bei Nebensächlichem, aus der klaren oder verworrenen Erinnerung und Verknüpfung der Erlebnisse und gesammten Lebensschicksale offenbar, ob er es mit einem folgerichtig denkenden, zielstrebigen oder mit einem schwachen, confusen Kopfe zu thun hat. Es entrollen sich da oft prächtige Bilder einer vollen, geschlossenen Individualität, die nur dem Uebermaass der gegnerischen Kräfte erlegen ist, und der man nur die Marksteine zu zeigen braucht, um sicher zu sein, dass sie den richtigen Pfad weiter wandelt; noch häufiger aber auch solche, welche die psychopathische Linie streifen oder auch überschreiten. — Wie kann ich glauben, das Denk- und Schlussvermögen eines Menschen durch eine kurze und präcise Anordnung und Zurechtweisung corrigirt zu haben, der mich mit den unglaublichsten Schlüssen traktirt! Wenn ich von einem solchen beispielsweise hören muss: „Herr Doctor, ich gebe Ihnen die heiligste Versicherung, dass ich nicht einen Tropfen Weisswein vertrage, ich bekomme unweigerlich sofort Blutspucken darauf.“ — Nun und Rothwein? „O, davon kann ich trinken, soviel ich will“. Dann weiss ich, dass ich von der Zuverlässigkeit der Beobachtungen dieses Mannes gar nichts zu halten, dass ich mich in jedem Falle auf die meinigen zu verlassen habe. Oder aber, um noch Kleineres, oft Erlebtes zu bringen, wenn ein Anderer, der mit der grössten Spannung in das Untersuchungszimmer getreten ist, dann während der wichtigsten Auseinandersetzung über seine Krankheit und das einzuhaltende Verfahren unablässig mit den Augen einem verlorenen Hemdenknopfe nachirrt, so ist klar, dass ich es mit einem Menschen zu thun habe, den der geringste Zwischenfall von dem beabsichtigten Ziele ablenkt, dass ich ihn stets im Auge behalten, ihn führen muss. — Ich verachte weder diesen noch jenen um solcher Schwäche willen, sondern ich versuche womöglich mit um so grösserer Schonung und Nachsicht mich in sie hineinzuleben, denn sie bedürfen ihrer doppelt.

Wie aber auch der Patient geistig constituirt sein mag, man muss stets des richtigen Citates von Rohden eingedenk sein: „jede Vorschrift prägt sich besser ein und erzwingt sich bequemer ihre Befolgung, wenn sie von einem wohlverstandenen Warum unterstützt wird". Der Spruch: „wer einsieht will, wer will muss" ist eine Leuchte, die man nicht aus der Hand legen darf, und wenn man dabei nicht vergisst, dass für alle Fälle, wo nicht eingesehen wird, Gewöhnung, selbst ein gewisser Zwang die halbe Erziehung sind, so wird man gar manche schöne Erziehungsfrucht ernten. Man wird nicht leicht zu solchen Resultaten gelangen können, ohne dem Kranken eine gewisse Kenntniss von seinem Zustande verschafft zu haben, denn dieser wird ohne eine solche, die Nöthigung zu einer Anzahl von Beschränkungen nicht einsehen. Eine grosse Zahl von Aerzten und Laien sind gegentheiliger Ansicht, bei ihnen ist schon das Wort „Schwindsucht" in Gegenwart des Schwindsüchtigen verpönt. Ich betrachte diese Methode des Vertuschens und Bemäntelns als eine der wesentlichsten Ursachen für das Ueberhandnehmen der Krankheit, bis zu dem Punkte, wo die Heilbarkeit schon fraglich wird, und bin aus ernst erwogenen Gründen schon längst von diesem falschen, verderblichen Mitleid abgegangen. Der Patient, der vielleicht an einer schweren chronischen Pneumonie, meist bereits mit Zerstörungen leidet, muss zum wenigsten wissen, dass es sich um viel mehr als „eine Verschleimung, eine leichte catarrhalische Affection“ seiner Lunge handelt. Man fürchte nicht eine schwere psychische Deroute, die ihm die Kenntniss des wahren Sachverhaltes bringt. Er verwindet die betrübende Thatsache bald, wenn sie ihm nicht in brüsquer Weise, sondern mit dem nöthigen Geschick in einer, seiner moralischen Kraft angepassten Form, am besten nach und nach unterbreitet wird. Die richtig gewählte Art der Tröstung, die Versicherung der Heilungs- resp. Besserungsfähigkeit seines Zustandes wird im Verein mit dem, ihn meist beherrschenden Sanguinismus, der fast immer nur das Gute aus unseren Worten heraushören will, ihm bald die nöthige Hoffnungsfreudigkeit wieder geben. Er wird aber von jetzt ab doch daran glauben, dass er mitzuhelfen hat, dass sich die Sache nicht selbstverständlich, während der Verbüssung einer von vornherein festgestellten Kurzeit abmachen wird. Ich habe in einer vielhundertfältigen Erfahrung nie Schaden und nur Nutzen von diesem Vorgehen gesehen, ich halte es für unumgänglich und unterlasse es nur bei exquisit weibischen, schwachen Charakteren. Mit der allgemeinen Einsicht in die Sachlage ist es aber noch nicht gethan, ich finde es ungemein erspriesslich, wenn man sich die Mühe nicht verdriessen lässt, eine leicht fassliche Erklärung zu seinen Verordnungen, namentlich den hygienisch-diätetischen zu geben. Das Popularisiren des medicinischen Wissens ist mit Recht in Verruf gekommen durch Bücher, welche unterschiedslos eine ganze Pathologie und Therapie dem mangelhaften Verständniss des Laien darboten. Es ist unnütz einem acut Erkrankten Vorlesungen über das Wesen seines Leidens und die Wirkungsweise der angewandten Mittel zu halten. Wir sollen es uns aber angelegen sein lassen, bei chronischen Krankheitszuständen, die dem Betroffenen für eine längere Zeit eine bestimmte Lebensführung aufnöthigen, die Lehrer und

Populäre Belehrung.

Verbreiter der hygienisch-diätetischen Grundsätze, der nöthigsten Vorstellungen über den Stoffwechsel und den gesammten Körperhaushalt zu werden. Ich finde, dass dieses sehr wohl möglich ist, wenn man sich in der Wahl seiner Bilder und Vergleiche nur wieder der vorhandenen Fassungskraft anschliesst, und immer wieder an den sich grade bietenden praktischen Fall anknüpft. Der Zeitverlust ist ein geringer und wird reichlich belohnt; der Kranke fühlt sich belehrt und geradezu geehrt, er sieht ein, oder glaubt wenigstens einzusehen, und damit ist schon viel gewonnen.

Sage ich ihm z. B. einfach, er solle vorläufig nicht steigen, so werden ihn die Lust, seine Kräfte zu erproben, oder die Sehnsucht nach dem nächsten, schönen Aussichtspunkte gar bald und leicht das Verbot vergessen lassen. Erklärt man ihm aber, er leide an Herzschwäche (das Wort schon wird ihm bald zum beliebten und leichtverständlichen Schlagwort), sein Herzmuskel habe nicht die Kraft, das Blut mit der gehörigen Stärke und Schnelligkeit durch den Körper zu treiben, Schwindel, Angegriffensein, ja Ohnmacht würden sich als die Folgen einer Ueberarbeitung einstellen können, so wird man des Gehorsams fast sicher sein, denn die ratio des Verbotes leuchtet ihm ein und befriedigt ausserdem sein Causalbedürfniss.

Es ist unnöthig diese Angelegenheit breit zu treten, für den Sachkenner ist das kleine Beispiel schon überflüssig. Diejenigen aber, die den Nutzen einer verständigen Popularisirung allgemeiner physiologischer und gesundheitswissenschaftlicher Gesetze a priori oder in Folge von hier und da erlebten Missverständnissen bezweifeln, kann ich nur auf meine ausserordentlich günstigen Erfahrungen und auf den nimmer ruhenden Kampf verweisen, den sie täglich mit den absurdesten Vorurtheilen ihrer Clientel schlagen. Diese stellen ja nichts weiter dar, als die populär gewordenen Niederschläge einer früheren Medicin. Der Kampf mit dieser zweitausendjährigen Hydra, die so oft unsere besten Anstrengungen lähmt, werden wir nur siegreich bestehen, wenn wir ihn nicht mit einer vornehmen Ablehnung sondern mit den eigenen Waffen aufnehmen. Dass so Jeder in seinem kleinen Kreise wohlthätig wirken kann, dafür ist mir die Anerkennung vieler Collegen eine Bürgschaft, die erstaunt waren über die, auch ins Privatleben mit übertragenen, gesünderen Anschauungen ihrer Patienten, über das „was diese in der Anstalt gelernt hatten“.

Die grössten Erwartungen des Kranken knüpfen sich an die Luft des von ihm gewählten Kurortes. In Folge der, jetzt Luftgenuss. fast zum Gemeingut gewordenen Belehrungen sieht er in dem unbeschränkten Genuss derselben die einzige Gewähr für seine Heilung. Wie jede Verallgemeinerung hat auch diese ihre schwache Seiten, man übersieht, dass der Genuss der freien Luft nicht für jeden Menschen und nicht zu jeder Zeit eine nur heilsame Wirkung haben muss.

Freilich als chemisches Gemisch betrachtet, bringt die reine Luft unter allen Verhältnissen nur Nutzen, die Indication zu einer Beschränkung, zu einer Modification ist in keiner Lage denkbar. (Damit erledigt sich für mich die Vermuthung des Dr. Treutler, dass die günstige Wirkung seiner Stickstoffinhalationen in der relativen Verminderung des die Lungen reizenden (!) normalen Sauerstoffs beruhe, zu deren Ungunsten. Sein Vergleich der Wirkung dieser Verminderung mit der wohlthätigen Abschwächung des Lichtes bei entzündeten Augen hinkt mehr als billig.) — Anders verhält es sich aber mit den physikalischen Eigenschaften der Luft, ihrer Temperatur, Feuchtigkeit und Bewegung. Diese müssen als sehr bedeutsame Ziffern in unseren therapeutischen Calcul mit aufgenommen werden, sie entscheiden im Wesentlichen die Annehmlichkeit oder Gefährlichkeit eines Klimas und damit das Verhalten und die Aussichten des Kranken. Meiner Meinung nach ist auch hier noch die directe Einwirkung der Lichtstrahlen sehr in Betracht zu ziehen, gegenüber dem zerstreuten Sonnenlichte. Grade dieser letzte Punkt wird fast stets ignorirt. Denn was ist es, was dem eben das Bett verlassenden Reconvalescenten die herrlichste frische Luft so angreifend macht? Abkühlung u. dergl. ausgeschlossen sind es sicher die mächtigen Reize des directen Lichtes, vielleicht auch seiner chemischen Strahlen, die ihn erschöpfen. Das chemische Wetter ist uns bis jetzt noch eine sehr unbekannte Sache, — ich bin geneigt, den ungeheuren chemischen Kräften, welche den Sonnenstrahlen innewohnen mehr Einfluss auf unser Befinden zuzuschreiben, als es gemeiniglich geschieht. Die Ueberreizung der Retina als Perceptionspunkt der leuchtenden Strahlen für den, auf das Gehirn reflectirenden Reiz ist gewiss nicht die einzige Quelle des Luft- resp. Lichtkatzenjammers, der dem so häufigen Reconvalescentenrausche folgt. Denn die blaue Brille mildert ihn nur. Jeder Reconvalescent und jeder an irritabler Schwäche des Nervensystems Leidende verfällt diesem in der ersten Zeit.

Der Lungenkranke, der bis jetzt zu Hause im Bette, oder doch fast ausschliesslich im Zimmer gehalten wurde, überlässt sich beim Betreten des, mit überschwänglichen Hoffnungen erstrebten Kurortes, in den ersten Tagen meist schrankenlos dem Genusse der freien Luft. Ich habe oft recht unbehagliche Reactionen, Schwindel, unruhige Nächte mit nachfolgender starker Depression etc. nach solchem Missbrauche gesehen, und habe gefunden, dass auch in diesem Punkte stark individualisirt werden müsse. Der Kranke muss eben alles das erst allmälig wieder erlernen, was für den Gesunden selbstverständliche active oder passive Lebensleistung ist.

Dieses Gesetz, auf Alles übertragen, speciell aber auf die Gewöhnung an die Luft ist das erste, was ich, namentlich dem schwächeren Theile meiner Patienten einpräge. Ich bestimme selbst für den Anfang Ort und Zeit des Aufenthaltes im Freien, und überwache nach Kräften die richtige Ausführung. Die Rückzugspausen in das Haus werden bald täglich kürzer und seltener, und schliesslich vermag auch der Schwächste den Aufenthalt im Freien uneingeschränkt und mit Nutzen zu ertragen. Niemals aber gestatte ich eine längere directe Besonnung des Kopfs, auch der Gesündere sollte sich dieser möglichst entziehen.

Die ebengemachten Bemerkungen bezogen sich nur auf das Licht, viel schwieriger und langwieriger für alle Kranken ist die Erlernung des richtigen Gebrauches der Luft, wegen des steten Schwankens ihrer physikalischen Zustände und der, individuell so verschiedenen Fähigkeit, diese auszugleichen. — Ich habe wohl nicht nöthig von meiner, dem Leser bekannten beruflichen Stellung und meinem wissenschaftlichen Standpunkte aus, mich noch speciell als einen Verfechter der eigentlichen und wahren Luftkur zu präsentiren. Niemand kann mehr bestrebt sein, als ich es bin, seine Kranken mit steigenden Kräften mehr und mehr allen Schwankungen der Temperatur, der Feuchtigkeit und der Bewegung des Luftmeeres bis zu ihren Extremen, in allen Jahreszeiten trotzen zu lernen. Niemand kann aber auch mehr überzeugt sein von der Zweischneidigkeit dieses Mittels, von der Schädlichkeit des planlosen Luftgenusses. Nirgends tödtet die Schablone mehr Menschen als hier. —

Unter allen Schwächen des, einigermaassen vorgeschrittenen Phthisikers ist die Unfähigkeit, rasch sich vollziehende, mässige oder starke Temperaturdifferenzen auszugleichen, die hervorragendste. Und diese Schwäche ist nicht nur individuell ungemein verschieden, sie ist auch bei demselben Individuum temporär sehr wechselnd. Diese Schwäche ist die Quelle der meisten Verschlimmerungen, und die häufigste Störung der Genesung manifestirt sich in dem was wir **Erkältung** nennen.

Erkältung. Die Frage der Erkältung ist ja wieder mehr in das Bereich der Discussionsfähigkeit gerückt, nachdem es vor einem Jahrzehnt für viele „vorurtheilsfreie" Mediciner fast Ehrensache geworden war, sie als nahezu abgethan zu betrachten. Man glaubte sie nur theoretisch verneinen zu müssen, um ihr praktisch den Stachel zu nehmen. Die Erkältung ist nach meiner Erfahrung sehr häufig das Causalmoment zum Ausbruch der Krankheit bei vorher geschwächten, disponirten Menschen. Ob Bronchialkatarrhe, die doch offenbar nicht selten als Folge einer Erkältung auftreten, bei Gesunden zu einer Phthise führen können ist noch eine offene Frage, die auch hier nicht discutirt zu werden braucht. **Rühle** hat wohl recht, wenn er sagt, dass Bronchialkatarrhe nicht an sich, sondern nur unter bestimmten Bedingungen als Ursache der Lungenschwindsucht betrachtet werden dürfen, Bedingungen, die auch ohne jene die Erkrankung einleiten. Wir haben es hier bereits mit Erkrankten zu thun und bei diesen sind die „bestimmten Bedingungen" leider hinreichend gegeben. Ich habe an solchen vielfache und für mich über jeden Zweifel stehende Beobachtungen gemacht, wo nach einer offenbaren Erkältung (Durchnässung, Sitzen auf feuchtem Boden, Schlafen am offenen Fenster etc.) auf dem Wege einer unmittelbar auftretenden Capillarbronchitis sich Katarrhalpneumonien entwickelten, die den ganzen Verlauf phthisischer Prozesse bis zur Caverne durchmachten. Wer, wie ich selbst, lungenkrank und von Hause aus Zweifler an der Bedeutsamkeit der Erkältung, dieser schliesslich, nach einer Anzahl von schweren Zwischen- und Rückfällen ihr ätiologisches Recht zugestehen musste, und wer ferner Jahr aus Jahr ein auch gesellschaftlich mit seinen Patienten lebt und in einer überwältigenden Mehrzahl von controlirbaren Fällen, auf die immer gleichen Anlässe die gleichen Folgen eintreten sah, muss zu der unumstösslichen Ueberzeugung kommen, dass die Erkältung eine der häufigsten Wiedererkrankungs-Ursachen beim Phthisiker ist. Er kommt zu der Anschauung, dass sie mehr als alle anderen Schädlichkeiten Veranlassung zu den bekannten, oft die schönsten Heilerfolge vernichtenden „Nachschüben“ ist. Er muss eine sehr bestimmte Stellung in Therapie und Prophylaxe zu dieser, durch gedanken- und kritiklosen Missbrauch im Munde der Laienwelt, bei den Aerzten in Misskredit gekommenen Schädlichkeit nehmen. Grade bei den Nachschüben spielt in unseren Vorstellungen die Annahme eines mystisch-dyskrasischen Agens eine eigenthümliche Rolle. Abgesehen von neuen Fremdkörper-Pneumonien und einer tuberkulösen oder käsigen Weitersaat, die hier nicht in Betracht kommen können, ist das gesunde Nachbargewebe eines phthisisch erkrankten Lungentheils nicht etwa in dem Sinne gefährdet, als ob es angesteckt werden könnte. Es kann durch in der Nähe befindliche todte Punkte (Wernich), durch eine Neigung zur Semiatelektase in Folge erschwerter Lüftung u. s. w, sich wohl in einer erhöhten Disposition zur Erkrankung befinden. Diese wird aber nur durch ganz bestimmte Schädlichkeiten ausgelöst, und zu der vornehmsten unter diesen rechne ich die Erkältung. Der superficielle Prozess der capillären Bronchitis führt, unter der Gunst der angeführten Momente zu einem, oft allerdings nur lobulären, schwer nachweisbaren des Parenchyms. Ob das Wesen der Erkältung, wie Jäger meint, in einer Verschiebung der persönlichen Gleichung besteht, so dass dem Betroffenen der locale Wärmeverlust zu spät zum Bewusstsein kommt, oder in einem subparalytischen Zustande des vasomotorischen

Apparates der Hautgefässe, von dem aus reflectorisch an der Prädilectionsstelle eine Ernährungsstörung eingeleitet wird, ist noch fraglich. Wir sehen aber das Walten dieses Vorganges tagtäglich in Bindehautkatarrhen, Nasenrachenkatarrhen, Neuralgien, Muskelrheumatismen u. dergl. mehr auf geringfügige, aber unzweifelhafte Anlässe, bei sonst ganz Gesunden, warum soll uns das gleiche ursächliche Verhältniss bei Geschwächten, in ihrem Respirationsorgan schon Erkrankten verwundern? Hat man diese Anschauung einmal so fest wie ich, in Folge hundertfältiger Beobachtung in sich aufgenommen, so wird man Abhärtung. der so hochwichtigen Abhärtungsfrage der Phthisiker ein ganz anderes Interesse zuwenden, als dies zumeist geschieht. Ich glaube nicht unrecht zu thun, wenn ich sage, dass sehr viel Aerzte in dieser Sache nicht von rationellen Grundsätzen geleitet werden. Man schickt den Phthisiker ins Gebirge, in Sommerfrischen oder offene Kurorte, indem man ihm unter vielem anderen auch auferlegt sich abzuhärten. Der Versuch scheitert häufig kläglich und dann ist der Kurort „nicht gut bekommen“. Man beschuldigt an dem Misserfolge ganz unschuldige Verhältnisse, während man die Schuld in sich suchen sollte. Die grösste Verantwortung liegt hierbei den Aerzten ob. Denn sie fordern etwas von dem Kranken, was, wenn er es von sich aus lernen soll, nur auf dem Wege des gefährlichen Selbstexperimentes geschehen kann. Richtiger ist, es ihn zu lehren, bevor er in hundert schädliche Irrthümer verfällt und die Erfahrung theuer, oft allzu theuer erkaufen muss. Eine allgemeine Verordnung in dieser Beziehung leidet an denselben Mängeln wie diejenige: viel zu essen, viel Milch zu trinken, viel zu steigen. Der aufmerksame Arzt weiss aus geringfügigen Anzeigen, die dem Patienten zumeist entgehen, den Grad der Widerstandslosigkeit zu taxiren — er der mit den Witterungsverhältnissen seines Ortes genau vertraut ist, hat die Parole für den Tag, ja für die Stunde auszugeben. Ich durchstreife ausser in der dafür festgesetzten Zeit fast in jeder freien Viertelstunde Haus, Park und den nahen Wald und weise die Neulinge zurecht, deren Verhalten gewöhnlich ein ausserordentlich unpraktisches ist. In der ersten Zeit, und bevor ich den Kranken genau kenne, thue ich lieber etwas zuviel in der Vorsicht, gestatte keinem, auch bei gutem Wetter längere Zeit im Freien zu sitzen ohne einen Ueberzieher, Plaid oder Kniedecke zur Hand zu haben, die in jedem Momente des Bedürfnisses, auf welches aufmerksam gemacht werden muss, in Gebrauch zu nehmen sind. Die Möglichkeit, den drohenden schädlichen Wärmeverlust sofort auszugleichen, und die Aufmerksamkeit auf den rechten Zeitpunkt hierzu, müssen beide stets gleich parat sein. Letztere wird aber nur allmälig durch Belehrung und Gewöhnung erworben, und dazu muss der Arzt unablässig unter seinen Kranken sein, wenigstens in der ersten Kurzeit derselben. Ganz besonders ist dieses bei den schwereren Patienten nothwendig, da deren Inanition die höchste Vorsicht zur dringenden Pflicht macht. Wenn ich auch glaube, dass ein Fiebernder mit Temperaturen über 38,3 sich nicht wohl erkälten kann, so wage ich doch nicht bei den oft so rapiden Schwankungen der Körperwärme allzudreist zu sein; es kommen mitten im Tage Untertemperaturen vor, die man nicht für möglich halten sollte, die Fieberkurve der Phthisiker ist eine der unregelmässigsten. Ich lasse Fiebernde bis tief in den November hinein und nicht selten auch im hohen Winter auf bequemen Chaise-longues in einer offenen Halle den grössten Theil des Tages verbringen, aber immer mit einer der Witterung angemessenen Bedeckung und verzichte bei solchen auf jeden eigentlichen Abhärtungsversuch.

Denn ich bin seit lange zu der Ansicht gekommen, dass ein noch in der activen Entwicklung phthisischer Prozesse Befindlicher im strengen Sinne des Wortes überhaupt nicht abzuhärten ist. Ich scheide in dieser Beziehung meine Clienten in activ Kranke und in Reconvalescenten. Letztere sind bei mir, wie an allen Kurorten „die dankbaren Objecte“, das Material „der brillanten Kuren“. Nach der Zahl solcher, welche die Höhe des Prozesses bereits überschritten haben, richtet sich in erster Linie die gute Statistik der betreffenden Anstalten und Kurorte. Jenen, den eigentlich Kranken, deren wir in Falkenstein, in Folge eines übergrossen Vertrauens leider allzuviel haben, muthe ich im Ertragen von Wärmeverlusten gar nichts zu, ich bin zufrieden, wenn nur ihre Nase mit der frischen Luft, und sei diese auch kalt, in ständigem Contacte ist. Bei den Reconvalescenten, den Nichtfiebernden aber, bei denen es sich nicht mehr um die möglichst günstige Lenkung des entzündlichen Verlaufes, sondern um die Wegschaffung der gesetzten Störung, um die Hebung der ganzen vitalen Energie handelt, gehe ich sofort schrittweise und mit der grössten Ausdauer vor, ohne zu vergessen, dass ein geringer entzündlicher Zwischenfall zu jeder Stunde meine Taktik ändern muss. Im Ganzen aber gilt der Grundsatz: das gestern erstiegene Podium ist der normale Horizont für heute. Die Kranken werden auf diese Weise gewöhnt, starke, selbst stärkste Schwankungen der Temperatur schadlos zu ertragen, grössere Wärmeverluste auf der Stelle auszugleichen. Das mächtigste Hülfsmittel hierzu ist nicht etwa die Douche, sondern der ausgedehnteste Aufenthalt in der frischen Luft, die prolongirten Luftbäder. Mit Douchen und Abreibungen bei ständigem Zimmeraufenthalt härtet man einen kränklichen Menschen nicht ab, während man dieses mit der freien, frischen Luft in genügend langer Zeit recht wohl fertig bringen kann. Am besten ist natürlich die passende Combination der beiden Mittel. Man hat dabei natürlich die eingehendste Sorge für passende und warme Bekleidung nicht aus dem Auge zu lassen, diese hat sich nach dem Thermometer und nicht nach dem Kalender zu richten. Namentlich ist bei den Frauen ein besonderes Augenmerk nothwendig, denn diese lassen am schwersten davon ab, spinnwebdünne Strümpfe, einsohlige Schuhe u. dergl. mit den passenden Bekleidungsstücken zu vertauschen. Bemerkenswerth ist auch bei ihnen die Gewohnheit, die Unterjacken so weit ausgeschnitten zu tragen, als ob sie sich für eine Balltoilette stets vorbereitet halten müssten. — Die jetzt viel verbreiteten Filet-Jacken in Baumwolle oder Seide halte ich für die tauglichsten, sie halten genügend warm, schrumpfen nicht beim Waschen, sitzen locker, ventiliren durch die Luftmaschen die Haut und gestatten der darüber liegenden baumwollenen Leibwäsche die rasche Aufsaugung des Schweisses. Die übrige Bekleidung sitze locker und sei von durchlässigem, der Witterung an Dicke entsprechendem Wollenstoffe. Als Ueberkleid ist ein weiter, nicht zu schwerer Mantel (Havelok) vorzugsweise dienlich; er ist leicht zurückzuschlagen, bedeckt wenn nöthig zugleich die Beine und trägt sich am bequemsten. Ist ein solcher nicht vorhanden, so sollte man doch jederzeit einen schmiegsamen Plaid oder einen weiten leichten Ueberzieher auf dem Arme des Kranken sehen. Die Gelegenheit ihrer zu bedürfen findet sich in der heisseren Jahreszeit besonders häufig, da grade der Schwache fast bei jedem Anlasse in Transpiration geräth. Diese ist eine der hervorragendsten Gelegenheitsursachen zu Erkältungen und eine meiner häufigsten Ermahnungen ist daher: verlerne das Schwitzen. Hat es ein Kranker durch längere Zeit vermocht, seine Haut trocken zu halten, so verliert diese auch die excessive Neigung zur Schweisssecretion, ein Nebeneffect der nicht zu unterschätzen ist. Zudem ist ihm jenes Gebot ein Maassstab für

Kleidung.

Dauer oder die Schnelligkeit seiner Bewegung. Sobald der erste Thau auf der Stirn unter dem Hutrande, oder das charakteristische Gefühl zwischen den Schulterblättern und dem Kreuze merklich wird, sollte der Kranke stehen bleiben und erst nach einer Weile den Weg wieder fortsetzen; er trainirt sich auf diese Weise auch vorzüglich im Gehen und Steigen, denn er hat ausser der beschleunigten Herz- und Athemthätigkeit noch einen weiteren Anhalt für das rechte Maass.

Ist der Phthisiker in der Kleidung richtig ausgerüstet und zwar so, dass bei mässiger Bewegung (der Grad dieser ist natürlich für Jeden ein verschiedener) keine Transpiration eintritt, und schliesst er den Mund beim Athmen, so kann er fast bei jeder Witterung, mit Ausnahme heftiger trockner oder nasskalter Winde den Tag im Freien zubringen.

Besonders eingehend instruire man bezüglich des Sitzens im Freien, es werden da die meisten Fehler gemacht und daher die häufigen Erkältungen in der guten Jahreszeit. Im Winter rüstet sich der Kranke förmlich zum Spaziergange, bleibt in Bewegung und hält die Ruhe dann zumeist im Hause ab. Anders im Sommer; die von ihm gesuchte Kühle wird oft grade schädlich, er merkt zu spät, dass er sich über das Maass abgekühlt hat. Es ist nothwendig, stets die eindringlichsten, individuell angepassten Anweisungen zu geben. Ich lasse empfindliche Kranke, im Anfange nicht länger als 15 bis 20 Minuten ohne Unterbrechung gehen und, wenn sie nicht gerade wohlbedeckt liegend ruhen, nur wenig länger als die gleiche Zeit sitzen. Sie haben mit diesem Modus eine Aufgabe, die ihre Willenskraft, ihre Aufmerksamkeit auf sich herausfordert, überanstrengen nicht ihr, meist schwaches Herz und schwitzen nicht. Zudem reicht die, durch die Bewegung producirte überschüssige Wärme für eine mässige Sitzdauer aus, um den eintretenden Wärmeverlust schadlos ertragen zu lassen. Auf ein, für Anämische und Frostige ausserordentlich wirksames Erwärmungsmittel, häufige und kleine Dosen guten Alkohols komme ich unten zurück.

Die eben skizzirte Berücksichtigung des Freilebens der Kranken durch den Arzt genügt aber noch keineswegs, um sich einen möglichst guten Erfolg der Kur zu sichern. Dieselbe wird noch durch ein Heer von schädlichen Einflüssen bedroht, die zu kennen und zu beseitigen das eifrigste Bestreben sein muss. Ich meine die, aus dem früheren Leben mitgebrachten, für den jetzigen Zustand durchaus unpassenden Gewohnheiten. Wenn ich anderwärts schon die Phthisis-Behandlung ein Mosaikbild, aus den kleinsten Steinchen zusammengesetzt, genannt habe und wenn ich diesem Abschnitte das Motto: „im Kleinen gross“ vorgesetzt, so geschah das gerade mit Bezug auf diese Frage. Ich darf nur von, der ganzen Sache absolut Fernstehenden befürchten belächelt zu werden, wenn ich in den nächsten Zeilen scheinbare Trivialitäten, Bagatellsachen bringe, die niemals im Handbuche ihre Stelle finden. Mich hat ein selten lebhafter und langer Verkehr mit Phthisikern die Wichtigkeit des Kleinlebens gelehrt, das dem praktischen Arzte und meist auch den Specialcollegen am offenen Kurorte die unbekannten, unfassbaren, alle seine Anstrengungen oft lahmlegenden Feinde liefert. Es ist unmöglich, sie alle aufzählen zu wollen, sie wechseln mit jedem Kranken, es gibt immer wieder neue. — Man gestatte nur einige kurze Andeutungen.

Schädliche Gewohnheiten.

Eine Fülle unangenehmer Ueberraschungen wird dem Arzte beispielsweise geboten, wenn er in früher Morgenstunde eine nicht erwartete Wanderung durch die Schlafzimmer seiner Kranken macht. Da findet er einen starken Schwitzer, der, um dem Unwesen zu steuern, bereits in der Nachmitternacht sich der Unterjacke entledigt hat, mit halbentblösster Brust, in einem fast comatösen Spätschlummer Untertemperaturen zutreiben, die erschreckend sind. Ich habe da schon oft 35,5 und weniger constatiren können und, abgesehen von den stundenlangen, fruchtlosen Versuchen die Körperoberfläche wieder auf die normale Erwärmung zu bringen, mancherlei Rückfälle entzündlicher Art als Folge beschuldigen müssen. Ich halte das Ablegen der Unterjacke während der Nacht, dem man auch bei Gesünderen oft begegnet, für falsch; die aus früheren Gesundheitstagen mit herübergebrachte souveräne Verachtung des Zweckes der Hemdenknöpfe an Hals und Armen für schädlich, und finde es lohnend, den Kranken darauf hinzuweisen.

Andere sehr blutarme Patienten bleiben hartnäckig der alten Gepflogenheit treu, in fast nacktem Zustande, in kaltem Zimmer ihre Toilette zu machen, wegen des geringsten Bedürfnisses mit nackten Füssen auf der Diele herumzuwandern und was dergleichen mehr ist. Ganz besonders unpraktisch finde ich in dieser Beziehung das Verhalten der meisten Damen. Schon ihre Art sich zu waschen, die bei dem eigenthümlichen Hemdenschnitt Brust, Rücken und Arme allzulange entblösst sein lässt, ist durch und durch kältend und schädlich für kranke Menschen, selbst bei relativ warmer Zimmertemperatur. Das umständliche Frisiren, meist in einem einzigen Unterrocke, in einer dünnen Shirtingjacke oder dessgleichen Peignoir, und Intermezzis durch gelegentliches Ausbessern eines Kleidungsstückes, was mit besonderer Vorliebe grade bei dieser Gelegenheit vorgenommen wird, verlängern die Toilettestunde ungebührlich und machen sich bei Schwächeren bezahlt durch ein stundenlanges Erstarren der Hände, blaue Nägel und Lippen. Ich werde oft noch am späten Vormittage durch solche Zeichen, wenn sie nicht Initialsymptome eines kommenden Fieberfrostes sind, auf die üble Gewohnheit aufmerksam gemacht, und lasse nicht ab, diese zu ändern. Eine

Menge sehr sprechender Beispiele von der wohlthätigen Wirkung eines unermüdlichen Eingehens auf diese Kleinigkeiten könnten angeführt werden, einige mögen zur Illustration genügen: Es war mir unbegreiflich, warum ein ziemlich schwerer Cavernicus mit reichlicher, lockerer Absonderung mich allmorgentlich, nach stattgehabter Entleerung mit einem unaufhörlichen, tonlosen, kurzen Reizhusten, der Catarrhen der oberen Luftwege eigen ist, empfing, stets über Rachen- und Schluckschmerzen, eingenommenen Kopf und zuweilen über mässiges pleuritisches Reiben an verschiedenen Stellen klagte. Seine übrige Lebensführung, die ich eingehend längere Zeit controlirte, bot mir keinen Anhalt zur Erklärung. Mein immer peinlicher werdendes Examen stiess endlich auf eine seltsame Kindergewohnheit, nach welcher vermeintlich die Blase nicht anders als stehend, ausserhalb des Bettes entleert werden konnte. Das geschah auch jetzt immer noch, und zwar mehrmals in der Nacht, trotzdem grade das Stadium mässiger Nachtschweisse noch florirte. Eine einfache Unterweisung, die Procedur in der Seitenlage unter der Bettdecke abzumachen, hatte ganz eclatanten Erfolg. — Einen anderen Kranken, einen jungen Mann mit sich vollziehenden, ausgebreiteten Einschmelzungen im rechten Mittellappen der total infiltrirten Lunge, der immerfort an kleinen fieberhaften Zwischen- und Rückfällen litt, die mit dem Gange der eigentlichen Erkrankung nichts gemein zu haben schienen, überraschte ich Ende October früh Morgens im ungeheizten Zimmer in langem dünnen Nachthemde und kurzen Strümpfen, sich sehr umständlich vor dem Waschtische abtrocknend. Ich schaffte energisch Remedur, den Unterhosen und selbst den tuchenen Beinkleidern ihr Recht, ohne einen nennenswerthen Erfolg zu erzielen: Neue Durchforschung aller Lebensgewohnheiten, wobei ich endlich von der Mutter erfuhr, dass „der Junge" die schauderhafte

Gewohnheit habe, zweimal täglich beinahe $^1/_2$ Stunde auf dem Abtritte zu verbringen, von wo er bei dieser Jahreszeit jedesmal blaugefroren zurückkomme. Erst als auch in dieser Beziehung Abhülfe geschafft, kam eine gedeihliche Kur in Gang, eine Kur die zu meinen allererfreulichsten gehört, da sie mit der vollständigsten Heilung endigte. Ich will die Geduld des Lesers nicht weiter auf die Probe stellen, er wird nun verstehen, was ich meine, er wird mich nicht trivial und pedantisch schelten, wenn ich weiter noch den Mittagsschlaf in Hemdärmeln oder ohne leichte Bedeckung der Beine und das harmlose Füttern der Sperlinge in Unterhosen am offenen Fenster verfolge, wenn ich mich um die intimsten Gewohnheiten kümmere und selbst das Haarschneiden unter meine Controle stelle, und darin nicht weniger werthvolle Thaten erblicke, als wenn ich das schönste, complicirteste Recept verschrieben hätte.

„Im Kleinen gross sein“ ist die Devise des Lungen-Arztes, welche ihm Lorbeern bringt. Folgt er ihr consequent und gewissenhaft, so kann er Unglaubliches erreichen und namentlich fast jedem Zustande der Witterung spotten. Ich sehe in ihrer Berücksichtigung und deren Ausführbarkeit bei einer nicht zu grossen Zahl Kranker im Wesentlichen die Erklärung der, mich selbst oft überraschenden Wintererfolge in dem, durchaus nicht auffallend begünstigten Klima Falkensteins. Diese unterscheiden sich keinenfalls von denen des Sommers, erfordern allerdings grössere Leistungen von beiden Seiten. Grade diese Erfahrung hat mich belehrt, dass die Witterung als solche nicht mehr mit der Lungenschwindsucht zu thun hat, als dass sie je nach ihren Zuständen eine grössere oder geringere Vorsicht von Seiten des Arztes und der Patienten verlangt, denen passende Einrichtungen, wie gedeckte Gänge, offene Hallen, geschützte Veranden, drehbare Pavillons, Windschirme, Strandkörbe und dergleichen in reicher Zahl zu Gebote stehen müssen. Ich will damit nicht sagen, dass jedes Klima, jede Witterung an jedem Orte gleich ausnutzbar wären für die Phthise. Es gibt durch ihre Lage mehr oder weniger begünstigte Punkte, in welchen die Gelegenheiten zu Erkältungen, die Möglichkeit des täglichen Luftgenusses, die grössere oder geringere Anregung des Stoffwechsels durch das Klima gewiss verschieden sind. Man kann sich aber ein Lokalklima bis zu einem gewissen Grade schaffen, diesem durch Bekleidung, bauliche Vorkehrungen, den nahen Wald u. s. w. in seinen Extremen die Spitze abbrechen und man kann in jeder reinen, frischen Luft, am besten wohl in Gebirgs- und Waldluft die fragliche Krankheit heilen. Darüber ist gar kein Zweifel mehr zulässig. Abgesehen von der Häufigkeit und dem relativen Fehlen der Phthise in den verschiedensten Klimaten, rechtfertigen meine und Anderer therapeutische Erfahrungen hinlänglich das stärkere Ignoriren einzelner klimatischer Faktoren, wie Feuchtigkeit, Wärme, Windstille oder deren Gegensätze. Man beobachtet Heilung der verschiedensten Formen der Schwindsucht in jeder Jahreszeit, bei den differentesten Wärmemitteln an den bezüglich ihrer klimatischen Constitution heterogensten Orten. Ich sehe jährlich hoffnungsvolle, in den Süden geschickte Fälle in desolatem Zustande zurückkehren, scheinbar hoffnungslose dort gebessert oder gar geheilt werden, ich sehe das gleiche Spiel sich wiederholen in unseren Stationen, an feuchten, trocknen, hoch und niedrig gelegenen Orten. Ich wurde in vielen Hunderten mir genau bekannten Fällen, durch positive, wie negative Resultate, die aller Vorhersage Hohn sprachen, überrascht und bin dadurch zu der Ueberzeugung gekommen, dass das traditionelle Gesetz von der besonderen Zuträglichkeit bestimmter Klimate mit der Erfahrung in Widerspruch steht, und dass es bei der

Phthisisbehandlung sich im Grunde um etwas anderes handeln muss, als um das Klima, und zwar um die Menschen und die Art, wie sie die umgebenden Verhältnisse ausnützen. Das Klima kann freilich ein mehr oder weniger angenehmes sein (und diese Eigenschaften werden über Gebühr auch von den Aerzten noch als Maassstab ihrer Heilkräftigkeit angesehen) aber bekanntlich sind angenehmes Klima und gesundes Klima resp. Wetter nicht identisch und die Heilsamkeit oder Schädlichkeit eines Reizes kann nicht vom Gefühl taxirt werden, eine Thatsache, die wir am auffälligsten an der Wirkung vieler Speisen tagtäglich bestätigt finden. — Dieser Satz darf natürlich nicht dogmatisch verallgemeinert werden. Am wenigsten gilt er meiner Erfahrung nach bei einem, hier kurz zu erörternden Verfahren, bei der directen Hautkultur durch Bäder, Douchen und Abreibungen. Hier entscheidet über die Zulässigkeit und den Grad das Allgemeingefühl mehr als bei irgend einer Maassregel.

Douche, feuchte u. trockene Abreibungen.

Da ich in diesem Schriftchen nicht ausführlich die ganze Therapie der Phthise, sondern nur eine Anzahl besonderer Beachtung würdige, oder von der gewöhnlichen Anschauung abweichende Punkte besprechen will, so beschränke ich mich auf einige Andeutungen über Douche und Abreibungen. —

Wer die Arbeiten von Röhrig, Winternitz u. A. kennt, wird gefunden haben, dass man bis jetzt den Effect der Hautreize zu einseitig auf das Applicationsorgan — die Haut bezogen hat. Die Wirkung nicht allzuschwacher Reize ist niemals eine blos locale, sondern erstreckt sich durch Beeinflussung der Gefässmuskulatur fast über den ganzen Organismus. Auf mechanische Reize vollzieht sich, wie experimentell nachgewiesen (Röhrig) eine Verengerung der kleinen Arterien und selbst der Venen, der in entsprechender Zeit eine Erschlaffung folgt (Gänsehaut-Röthung). Während auf schwache

Hautreize momentan der bestehende Tonus der Ringmuskulatur des Gefässsystems erhöht wird, antwortet dieselbe auf starke sofort mit einer Erweiterung (Ermüdungserscheinung). Der weitergehende Effect des ersten Vorganges ist eine Beschleunigung der Herzthätigkeit durch Ansteigen des Seitendruckes, im zweiten Falle sinkt nach dem Grade des vorhergegangenen Reizes die Blutfülle der inneren Organe und die Temperatur derselben. Allen Hautreizen folgt eine Steigerung der Oxydationsprocesse, welche wieder eine Modification der Athmung nach sich zieht, deren Frequenz bereits auf reflectorischem Wege durch jene herabgesetzt wird. In gleicher Weise wirkt Kältereiz (Zuntz, Röhrig u. A.) eine Thatsache, die ein bedeutsames Streiflicht auf die Höhentherapie der Phthise zu werfen geeignet ist. Obwohl der wesentlichste Nutzen starker Hautreize zur Begünstigung der Resorption krankhafter Producte, in der Anregung des Stoffwechsels liegt, so ist ein weiterer doch auch noch aus der Hebung der Stasis, welche der Contraction und Erschlaffung eines so ausgedehnten Gefässgebietes folgen muss, zu deduciren.

Diese kurzen Andeutungen genügen, um die Bedeutung stärkerer Hautreize, als welche die kalte Douche und die nasse Abreibung (thermisch-mechanisch), sowie die trockene Frottirung (mechanisch) zu gelten haben, ins rechte Licht zu setzen. Es geht aus ihnen hervor, dass sie nichts weniger als indifferente, dass sie mächtige Angriffsmittel sind, deren Effect um so eher ein nützlicher oder schädlicher sein kann, als das betreffende Individuum sich mehr oder weniger weit von der Gesundheitslinie entfernt hat. Eine gründliche Individualisirung ist auch hier ganz besonders geboten, die öftere Controle des Arztes vor und nach der Anwendung wünschenswerth.

Ich bin sicher, dass aufmerksame Aerzte in der, kurz nach ihrem Bekanntwerden so sehr schablonenhaft betriebenen

Anwendung des kalten Wassers bei Phthisikern bald genug durch traurige Erfahrungen zu einer erheblichen Einschränkung geführt worden sind. Unter den von mir seit einer Reihe von Jahren behandelten Kranken erwiesen sich durchschnittlich ca. 35 % als fähig, die Douche mit Vortheil zu ertragen, kaum ein weiteres Drittel eignet sich für die schwächer wirkende kalte resp. nasse Abreibung, und der Rest musste sich mit trocknen Frottirungen begnügen. Ich weise auf den Nutzen dieser letzteren, da ich von ihrer methodischen Anwendung von Anderen noch nichts vernommen habe, ganz besonders dringlich hin. Ich verwende sie seit Jahren und werde, ganz abgesehen von den theoretischen Raisonnements, die mich zu ihnen geführt haben, durch das ausnahmslose Wohlgefühl der Kranken nach ihrer Anwendung in meiner guten Meinung täglich mehr bestärkt.

Mein Verfahren bezüglich der genannten Mittel ist kurz folgendes: Jeder der Anstalt zugehende Patient wird, so lange ich seine Temperaturverhältnisse und Ausgleichsfähigkeit noch nicht hinlänglich kenne, früh Morgens im Bette einer trockenen Frottirung unterworfen. Ein grosses, grobes Leintuch, am besten ein s. g. Gerstenkorntuch, wird um den nackten Körper geschlagen und dieser in starken, raschen Zügen vom Kopf bis zu Fuss, womöglich bis zur völligen Röthung durch einen geschulten Wärter abgerieben. Die meist blutleere und kühle, mit Schweiss oder abgestossenen Epidermisschuppen und Hauttalg bedeckte Haut erfährt neben der wohlthätigen Reinigung eine reichliche Durchströmung mit Blut, wodurch ein behagliches Wärmegefühl und die Fähigkeit bei der nachfolgenden Toilette, wieder schadlos Wärme verlieren zu können, erzeugt wird. Der Lymphstrom wird lebhafter, die inneren Organe werden entlastet und das Centralnervensystem erfährt eine Anregung, die sich in einem belebenden Gemeingefühle äussert.

Ist der Kranke kräftiger, noch nicht oder nicht mehr so blutarm, so lasse ich feuchte resp. nasse Abreibungen vornehmen. Diese werden an dem entkleideten und vor dem Bette stehenden Kranken früh Morgens, in seltenen Fällen Abends gemacht und zwar als kalte, feuchte Abreibung mit einem gut ausgerungenen Tuche, das, will man eine noch weiter abschwächende Gradation, einige Zeit vorher zur Abdunstung aufgehängt war, oder als nasse Abreibung mit einem triefenden, klatschenden Tuch, das in raschen kurzen Zügen nicht so lange über den Körper geführt wird bis es erwärmt ist wie dieses bei den eigentlichen Hydrotherapeuten Brauch ist. Eine tüchtige Trockenreibung folgt der Procedur in allen Fällen.

Als eine Steigerung der beschriebenen Maassregeln ist die kalte Douche anzusehen. Man sei, wie ich schon angedeutet, bei der Auswahl der Kranken hierzu vorsichtig, eine unrichtig getroffene rächt sich durch Kopfschmerzen, allgemeines Unbehagen, grosse Abgeschlagenheit oder gar durch ein lange andauerndes Frostgefühl, Folge einer Art Tetanus der Gefässmuskulatur, Erscheinungen die in abgeschwächtem Maasse auch nach den nassen Abreibungen zu Tage treten können. Die Douche sei stark, kurz (10—40 Sec.) und kalt (6—9°). Die Begründung dieser Forderungen ergiebt sich aus dem Vorstehenden fast von selbst. Kurz, um das Maass der Wärmeentziehung in keinem Falle zu überschreiten, und weil eine energische Contraction der Hautgefässe den beabsichtigten Zweck hinreichend erfüllt, kalt und stark, weil nur diese Eigenschaften der Wasserstrahlen jene energische Contraction verbürgen. Welchen Nutzen man, von diesen Gesichtspunkten ausgehend, mit temperirten Douchen erzielen will, ist mir unerfindlich. Entweder erträgt ein Kranker die Wärmeentziehung und die starke Stromschwankung nicht, dann soll er überhaupt nicht douchen, da jene bei erwärmtem Wasser in Folge der rascheren Verdunstung kaum beträchtlich geringer sein dürfte, — oder aber man bezweckt nur eine Hautreinigung, dann geht er besser in ein kurzes warmes Bad, das ja im gewissen Grade ähnliche, nur weniger energische Effecte im Gefolge hat als jene Maassregel. Warmen Bädern bei Phthisikern sollte man wegen der, während und nach ihnen erfolgenden Wärmeverluste keine längere Dauer als 5—7 Minuten geben und ihnen stets eine kühle oder kalte Uebergiessung und tüchtige Frottirung folgen lassen. Das Verhalten während der folgenden Stunde sei ein besonders vorsichtiges. Die Douche soll der Arzt selbst appliciren, er kann entsprechend der Lufttemperatur, dem Befinden des Kranken u. s. w. ab- und zugeben — es ist oft Gelegenheit sie sofort auszusetzen in Fällen, in denen sie der Patient zu seinem Schaden ruhig weiter gebrauchen würde. Eine Verstärkung der Regendouche bilden der hohe und seitliche Strahl; man wendet ihn an, wo man eine Steigerung der Wassermenge, oder aber eine locale, vielleicht resorptionsbefördernde Wirkung bezweckt.

Die bei Anfängern leicht eintretende Beklemmung wird schneller beseitigt durch ein kräftiges Frottiren der vorderen Brustwand, speciell der Herzgegend seitens des Patienten, Hinterkopf- und Nackenschmerzen sucht man zu entgehen durch Auflegen eines ausgerungenen Handtuches über Kopf und Nacken während der Douche. Nach dieser ist eine mässige Bewegung räthlich, wo diese nicht möglich, lege sich der Kranke einige Zeit mit leichter Bedeckung nieder.

In der fundamentalsten Weise wird das Schicksal des Phthisikers entschieden durch das Verhalten in der Ernährungsfrage.

Die einleitenden Seiten dieser Darstellung werden Jeden Ernährung. belehrt haben, welche Rolle ich der Blutarmuth bei der Entstehung und dem Verlaufe der Schwindsucht zutheile. Die Normalisirung der Stoffwechselvorgänge, als deren Resultante in erster Linie das gesunde Blut auftritt, ist deswegen von so principaler Bedeutung, weil, ganz abgesehen von seiner allgemeinen physiologischen Dignität die Zustände des Circulationsapparates das bestimmende Moment für die Gestaltung des gesammten Krankheitsverlaufes sind. Neben dem Rufe: mehr Luft, muss der andere: „mehr Blut" gleich stark ertönen. Jener Forderung ist ungleich leichter zu genügen als dieser, denn es ist ein eigenthümliches Verhängniss der Kranken, dass mit der Dauer der Gewebsverhungerung der wirkliche Hunger entsprechend abnimmt. Der Speisewiderwille gilt fast für pathognostisch, er ist das Kreuz der Aerzte in der Schwindsuchtsbehandlung. Wenn ich gleich hier die Mittheilung einschalte, dass mir seit Jahren die Ernährung meiner Kranken, mit Ausnahme einzelner Fälle überraschend wenig Mühe macht, so muss ich gleichzeitig das Geständniss hinzufügen, dass ich mir über die eigentliche Ursache hierfür noch nicht völlig klar bin. Ist es die Gebirgsluft, ist es die Reichhaltigkeit und Güte unseres Tisches, oder ist es wiederum die Methode, welche das individualisirendste Eingehen zu jeder Stunde gestattet und den Arzt zum unumschränkten Gebieter über Küche und Keller macht? Oder sind es, was wahrscheinlich, alle diese Faktoren zusammen, genug ich finde beim Rückwärtsblättern meiner Krankengeschichten, unter allen Fällen des letzten Jahres nur 14% bei denen die Gewichtszunahme nicht stattgefunden, nur 9% die mit bemerkenswerthen Verdauungsstörungen zu thun hatten und der Ernährung grössere Schwierigkeiten bereiteten. Bei den verbleibenden 86% betrug die durchschnittliche Gewichtszunahme während einer durchschnittlichen Kurdauer von 75—80 Tagen zwischen 7—8 Pfd. pro Kopf.

Es liegt nicht in meiner Absicht, die speciellen Resultate der neuzeitlichen Forschungen auf dem Gebiete der Ernährungs- und Verdauungslehre hier vorzuführen. Im Gegentheil möchte ich mich grade hier auf den rein empirischen Standpunkt stellen, da ich an meinen Objecten nicht in streng wissenschaftlicher Weise experimentiren kann und die Vielheit der coincidirenden Faktoren in jedem Falle einen nackten Schluss nicht zulässt. Abgesehen von dem ganz allgemeinen Grundsatze, nach welchem ich, je nach dem Zustaede der Gesammternährung des Individuums Blut- oder Fettbildner in der Nahrung prävaliren lasse, ist mein Hauptgesetz: kein Gesetz walten zu lassen, schrankenlos den Launen und Schwächen des Magens zu jeder Stunde nachzugeben, mich sozusagen nur von dem Effect des gestrigen Tages, der letzten Mahlzeit leiten zu lassen. Eine zweite Norm ist: die grösstmögliche Mannigfaltigkeit in den Speisen walten zu lassen, welche ich, wie man sogleich sehen wird, Dank den günstigen Umständen, unter denen ich mich befinde, fast bis znm Raffinement treiben kann. Ich muss mich demnach als einen starken Verächter der sogenannten blanden Diät, die noch immer Vertreter findet, für die grösste Mehrzahl der Fälle bekennen. Ich verschmähe kein Gewürz und keine Zuthat, und dränge den Koch unermüdlich zum Wechsel der Form einer und derselben Speise, die natürlich damit nicht ihr Wesen, wohl aber ihre Begehrbarkeit ändert. Ausserdem muss den Anämischen und Phthisiker die Speisekarte überraschen, die Kenntniss dessen, was ihn erwartet, genügt ihm oft schon, sich einen Widerwillen anzudenken. Wie die allgemeine Behandlung des Kranken, gerade weil er an reizbarer Schwäche fast aller Systeme leidet, eine vorsichtig stimulirende sein muss, so darf auch seine Kost keine monotone, reizlose sein. Ein bedächtiges, aber consequentes Steigen in der Zumuthung an die Verdauungskraft, keine principielle Furcht vor „Saurem oder Süssem", keine Hoffnung auf das alleinseligmachende Beefsteak oder Eigelb, die in ihrer einseitigen Anwendung die reinen Verhungerungsmittel darstellen, sofortiges Umwerfen aller dieser Normen, wenn Störungen eintreten oder wenn die Ernährung nicht vorwärts will, dann aber nicht für längere Zeit bei Bouillon und Suppen die Hände in den Schooss legen, sondern augenblicklich wieder von vorn anfangen, wenn die Möglichkeit gegeben ist, nicht nach Absonderlichkeiten streben, sondern in dem wohlbesetzten und wohlgepflegten Tische eines gut situirten Menschen die Norm für die Mehrzahl der Kranken erblicken, das ist mein Glaubensbekenntniss in dieser Beziehung. Den Einwänden und Befürchtungen, die von Ueberängstlichen gegen diese einfachen, freimüthig geäusserten Gesichtspunkte erhoben werden dürften, kann ich nur die Resultate einer reichen Erfahrung entgegen halten, deren Gewicht für dieselben allerdings davon abhängt, wie weit man den Glauben an ein objectives, nüchternes Urtheil durch den ganzen Tenor meiner Darlegungen erhalten hat. Ich kann die Zaudernden nur aufmuntern, es in der angeregten Weise zu versuchen, sie werden finden, dass es nur wenige Fälle, ausser den colliquativen, hoch fiebernden gibt, wo die Genüsse der Tafel so zu beschränken sind, wie es sehr oft noch geschieht, wo Wein, ein gutes Glas Bier, Kaffee, selbst eine leichte Cigarre nach Tisch zu den verbotenen Früchten gehören. Allerdings mache ich die Bedingung, dass der Arzt dahintersteht, jeder Störung sofort zu begegnen mag. Ich kann nur noch versichern, dass ich den Magenkatarrh, die Dyspepsie ganz ungeheuer fürchte, sie sind, nächst dem Fieber, die schlimmsten Feinde des Phthisikers. Man darf sich aber von der steten Unlust des Kranken nicht allzusehr beeinflussen lassen, er muss und kann überredet, gezwungen werden zu essen; oft, wenig und gut, gewechselt bis man das Richtige für eine Zeit lang getroffen hat, das ist das Geheimniss der Ernährungserfolge!

Statt aller physiologischen und chemischen Erörterungen will ich kurz die Art skizziren, wie sich die Mehrzahl der Kranken täglich in Falkenstein ernährt.

Morgens zwischen 7 und 8 Uhr eine Tasse guten Kaffee, für solche die früh an nervöser Abgespanntheit leiden eine Tasse starken Thee, für eine dritte Kategorie eine Tasse Chocolade. Dazu Zwieback mit Butter, Buttersemmel, mürbes, nicht zu fettes Backwerk, Hörnchen etc. bis zur Sättigung, darauf ein Glas Milch in kleinen Schlückchen. Um 10 Uhr Butterbrod und 1—2 Gläser Milch, letztere wiederum schluckweise genommen. Für besonders Bedürftige Bouillon mit Ei und Butterbrod, oder kaltes Fleisch mit Butterbrod und ein Glas guten Weines. Wenn irgend möglich wird danach noch langsam ein Glas Milch genommen. Zu Mittag um 1 Uhr möglichste, aber nicht forcirte Theilnahme an allen Gängen der Mahlzeit, die ich des Beispiels halber unten etwas detailliren werde, Wein nach Verordnung, eventuell gemischt mit Cronthaler oder Selterser Wasser. Um 4 Uhr ein Glas frischgemolkener Milch; für solche, die sie nicht vertragen, ein belegtes Brödchen mit einem Cognac oder kleinem Gläschen Wein. Zu Abend, 7—$^1/_2$8 Uhr, eine warme Fleischspeise mit Kartoffel, Reis, Maccaroni, eine Platte kaltes Fleisch, feine Wurst und Geflügel mit Salat und Compot und 1—2 Gläser Wein. Zum Schlafengehen für Schwitzer oder solche, deren Ernährungsstand es besonders fordert ein Glas Milch mit 3—4 Theelöffel Cognac, wiederum in kleinsten Portionen genommen. Der Zusatz von Cognac ist versuchsweise immer zu empfehlen, wo die Milch Beschwerden macht oder aus dem Grunde ungern genommen wird, weil der Magen bis jetzt eine reizendere Kost gewöhnt war. Glückt es auch damit nicht, so versetze man sie mit kohlensäurehaltigem Wasser oder greife zur sauren Milch, unter dem landesüblichen Zusatz von Zucker und Zimmt mit geriebenem Brod.

Um einen Anhaltspunkt zu geben für die Zusammensetzung unserer Hauptmahlzeit und um den Aengstlichen in dieser Beziehung zu zeigen, wie viel bei richtigem Verfahren der Magen eines Phthisikers zu leisten vermag, füge ich hier einige Wochen-Speisezettel der Anstalt, aus verschiedenen Jahreszeiten bei, bemerke aber zugleich, dass ich eine solche Reichhaltigkeit, wie dieselben sie bieten, nicht für unbedingt nöthig, wenn schon für wünschenswerth halte.

1. Mai.

Beeftea (in Tassen).

Lendenbraten, Kartoffeln und Beilagen. Kalte Platte, Carotten und Erbsen. Kalbsbraten, Salat und Compot. Dampfnudeln.

Obst und Dessert. Kaffee.

2. Mai.

Grünkernsuppe.

Forellen, holländische Sauce und Kartoffeln. Roastbeef, grüne Bohnen. Poularden, Salat und Compot. Apfelcharlotte.

Obst und Dessert. Kaffee.

3. Mai.

Beeftea.

Caviar. Lendenbraten mit gemischten Gemüsen. Rehrücken, Salat und Compot. Citronen-Crême mit Waffeln, Obst etc.

4. Mai.

Gerstenschleimsuppe.

Roastbeef à la Duchesse. Spargel mit holländischer Sauce, Nagelholz-Schinken. Gansbraten, Salat, Compot. Orange-Eis. Brodtorte. Obst etc.

8. September.

Erbsensuppe.

Rheinsalm à l'anglaise, Kartoffeln. Lendenbraten, grüne Bohnen. Feldhühner, Salat, Compot. Vanille-Eis, Torte. Obst etc.

9. September.

Beeftea.

Roastbeef, ital. Salat. Spinat, Omelette-Schinken. Poularden, Salat, Compot. Pudding napolitain. Obst etc.

10. September.

Gerstenschleimsuppe.

Lendenbraten garnirt und Beilagen. Bratwürstchen, Wirsingkohl. Tauben. Aprikosen-Torte. Obst etc.

11. September.

Hühnersuppe.

Hirschrücken, Kartoffel und Beilagen. Leberklöse, Sauerkraut, Purée. Entenbraten, Salat, Compot. Apfelküchelchen etc. Obst etc.

15. December.

Beeftea.

Zander mit Buttersauce, Kartoffeln. Roastbeef, gefüllter Kohl. Fasanen, Salat, Compot. Cabinet-Pudding. Obst etc.

16. December.

Kartoffelsuppe.

Hasenragout, Nudeln. Filet sauté au madeire, Blumenkohl. Poularden, Salat, Compot. Rahmspeise. Obst etc.

17. December.

Hühnersuppe.

Ostender Austern. Roastbeef à la jardinière. Gansbraten, Salat, Compot. Vanille-Eis, Torte. Obst etc.

Diese und ähnliche Kost wird von allen unseren Patienten gern genommen und gut vertragen; zu erheblichen Modificationen war ich nur bei dem genannten geringen Procentsatz und den dem Tode Nahen gezwungen. Ich würde öfter nothwendige Veränderungen in der Verpflegung sofort zur Regel machen, wenn mich die seitherigen Resultate nicht so sehr befriedigten. Denn ich habe durch meine Stellung als unbeschränkter Dirigent (nicht Besitzer) es vollkommen in der Hand, die ganze Verwaltungsmaschine nach ärztlichen Grundsätzen, und nur nach solchen, einstellen und laufen zu lassen.

Ist die Speiselust eine geringe, bleibt ein unbehagliches Gefühl von Druck und Völle längere Zeit nach dem Essen, und hat man also Grund auf eine „mangelhafte Innervation" des Magens oder eine ungenügende Secretion der normalen Salzsäure zu schliessen, so lasse ich unmittelbar vor dem Essen einen halben Theelöffel einer bitteren Tinctur (Tinct. Chin. — Cort. Aur. — Rhei vinos.) oder ein kleines Gläschen Cognac und während desselben 6—8 Tropfen Salzsäure in einem Glas Wasser nehmen und verordne eine passende Auswahl der Speisen. Die bei Anämischen so häufige Pyrosis suche ich nur kurze Zeit mit Natr. bicarb. allein zu bekämpfen. Ein Theelöffel Carlsbader Salz in warmem Wasser während einiger Tage hindurch genommen, selbst ein rechtzeitiges mildes Laxans, bei Vermeidung von fettem Backwerk, fetten Saucen u. dergl. beseitigen das lästige Uebel meist rasch. Dies geschieht in der Anstalt um so sicherer, weil der Eingriff ein frühzeitiger resp. rechtzeitiger ist, denn die Kranken sind angewiesen, auch die kleinsten Beschwerden sofort mitzutheilen,

Verdauungsstörungen.

ja sie werden durch wiederholtes Fragen seitens der Aerzte noch besonders dazu aufgefordert. Einer der Aerzte wohnt den Mahlzeiten jedesmal bei und es werden nicht selten einfache Anfragen und kurze Verordnungen durch Vermittlung der Kellner oder auf kleinen Zetteln erledigt.

Wenn irgendwo mit Recht, so heisst es bei den Verdauungsstörungen: principiis obsta; ich betrachte einen eingerissenen Magenkatarrh meist eher als einen Vorwurf gegen mich als gegen den Patienten, falls jener nicht an einer unüberwindlichen Naschhaftigkeit oder Willensschwäche leidet. Bei höheren Graden des Appetitmangels oder gestörter Verdauung thut man gut, ohne jedes Zögern zu einem völligen Wechsel der Ernährungsweise zu schreiten. Ich verordne dann eine s. g. halbflüssige oder flüssige Diät, welche consequent durchgeführt oft schon nach wenigen Tagen zu einem lebhaften Hungergefühl, oder den sonst gewünschten Folgen führt. Man kommt meist ganz gut damit aus, wenn man beispielsweise den Kranken zum ersten Frühstück eine Tasse Thee oder leichten Kaffee mit scharf gerösteter Semmel, nebst einem Glas Milch (diese nur schluckweise, von Gierigen mit dem Esslöffel) nehmen lässt, um 9 Uhr folgt ein Glas Milch, vielleicht im Wasserbade etwas angewärmt, um 10 Uhr Bouillon mit Eigelb, um ½12 Uhr ein Glas Milch mit Zwieback, um 1 Uhr eine Leguminosen-Suppe mit gemahlenem Fleische unter event. Zusatze eines halben bis ganzen Esslöffels Peptone (Adamkiewicz-Sanders) und ein Beefsteak à la Tartare, welches, richtig zubereitet, als Fleischbrei genossen werden kann. Um 3 Uhr folgen wiederum ein Glas Milch, um 5 Uhr desgl. mit Zwieback oder gerösteter Semmel, um 7 Uhr eine Einlauf-, Leguminosen- oder Hühnersuppe und 1—2 weiche Eier, zum Schlafengehen ein Glas Milch mit Cognac; Mittag und Abend ausserdem 1—2 Gläser guten reinen Weines, zumeist Bordeaux. Ich habe in dieser stets etwas abgeänderten Weise, ja bei absoluter Milchdiät (10—12 Gläser à $^1/_4$ Ltr. pr. Tag) Kranke wochenlang genährt und dabei sogar zuweilen Gewichtszunahme constatiren können.

Sehr häufig erstreckt sich der Widerwille nur auf warmes Fleisch. Eine s. g. Kaltbratenkur mit etwas reichlicher Zufuhr eines leichten Rheinweines (wegen der Appetit anregenden Säure), Cronthaler oder Selterser Wasser oder Thee imponirt dem Kranken sehr und führt bald zum gewünschten Ziele. Kaltes Fleisch und Butterbrod stellen überhaupt eine sehr zweckmässig gemischte und angenehme Speise dar.

Bei den höheren Graden der Anorexie, namentlich der fieberhaften, macht aber doch die nothwendige Zufuhr zuweilen rechte Schwierigkeiten. Ich ergehe mich dann in dem ausgiebigsten Wechsel von feinpassirten Fleischsuppen, Semmel-Schleim- und Mehlsuppen mit etwas Extr. Liebig und Eigelb, sowie Leguminose, deren Geschmack durch gewürzige Zusätze, concentrirte Kraftbrühe etc. verbessert wird. Folgen weiter Ragouts, Breispeisen aus Reis und Griesmehl, schwammige, stark gepeitschte Eierspeisen, leimhaltige Substanzen, als Wein- und Fleischgelée (bei Fieber; Senator), rohe Beefsteaks, die als mässig grosse Bissen in Oblaten genommen werden, feinstgemahlenes mit einer Kleinigkeit Speck versetztes Bremer Nagelholz (ein ausserordentlich feines und pikantes Rauchfleisch) auf einer Rostschnitte aufgestrichen, Austern, Kalbsbrieschen (Tymus), zerquetschtes frisches Pancreas in Suppen, Weincrême, Knickebein, Beeftea u. s. w. u. s. w. — Mit ernährenden Klystieren bei Phthisikern habe ich noch keinen Versuch gemacht; die doctrinär durchgeführte Forderung, das Leben bis zum Aeussersten zu verlängern, kann zur Grausamkeit werden. —

Die Behandlung der verschiedenen Verdauungsstörungen

beim Phthisiker geschieht nach den allerwärts gültigen Regeln. Die bei Anämischen und Phthisikern ziemlich häufigen, ein eigenthümliches Wehgefühl verursachenden Magenbeschwerden nach dem Essen, erweisen sich sehr dankbar gegen das Magist. Bismuth. in $^1/_3$—$^1/_2$ Grammdosen nach jeder Mahlzeit. Selbst leichte Eisenpräparate mit Natr. bic. finde ich öfter in solchen Fällen von guter Wirkung, ebenso eine feuchte Leibbinde, die ganz besonders wohlthätig sich erweist gegen die Spannung des Leibes und eine gewisse Unruhe des Darmes, welche oft eine der vielen Schlafstörungen kränklicher Menschen darstellen.

Bei chronischer Constipation versuche ich neben einer reichlicheren Flüssigkeitszufuhr mit den Speisen immer zuerst die Massage des Leibes und Eingiessungen kühlen Wassers, bevor ich zu den schwächeren Abführmitteln schreite. Unter diesen bevorzuge ich das Carlsbader Salz — Rheum mit Magnesia und neuerdings in den Handel kommende Pastillen, Tamar indien genannt, die, wenn sie auch wahrscheinlich nur pulpa Tamarind. enthalten, doch sicher und angenehm wirken und sehr wohlschmeckend hergestellt sind.

Viel häufiger als die Verstopfung, machen die Diarrhöen der Phthisiker zu schaffen, die sich namentlich in der ersten Kurzeit gerne einstellen, wohl wegen der gänzlich veränderten Lebensweise. Ich kann bei leichteren Graden des Uebels den Collegen nicht warm genug den seit einigen Jahren leicht beziehbaren griechischen Wein „Camarite“ empfehlen. Derselbe ist ein ganz vorzügliches Adstringens und bildet mit Recht die angenehmste und erste Sprosse auf der Stufenleiter Catechu, Tannin, Opium, Colombo, Argent. nitr. und Stärkeklystieren mit Adstringentien und Opiaten.

Ausgebreitete Darm-Ulcerationen spotten meist jeder Medication; ihnen gegenüber weiss man sich nicht besser zu helfen, als dass man fast nur flüssige Nahrungsmittel verabreicht, von denen man erwarten darf, dass sie bereits in den oberen Verdauungswegen resorbirt werden. Unter diesen habe ich besonderen Grund mit der Leguminosen-Suppe, die durch Zusätze ständig verändert werden muss, zufrieden zu sein; die Peptone von Adamkiewicz und Sanders ($^{1}/_{2}$—1 Esslöffel) werden nicht ungerne genommen, von Einigen sogar gelobt, der Zusatz von frisch zerquetschtem Pankreas zu feinpassirten Fleischsuppen machte in den seltneren Fällen seiner Anwendung keine Schwierigkeiten.

Ernährung im Fieber.

Bezüglich der Ernährung Fiebernder stehe ich nur halb auf dem hippokratischen Standpunkte, der neuerdings wenigstens für die mehr acuten Fieberfälle wieder stärker betont wird.

Es ist gewiss richtig, dass durch die verminderte Absonderung des Magensaftes, der Salzsäure, des pankreatischen und Darmsaftes, sowie der Galle sehr wenig Eiweiss, wenig Fette und mehr Kohlehydrate verdaut werden. Aber die Kraft des Magensaftes, Peptone zu bilden, geht selbst auf der Höhe der Krankheit nicht ganz verloren, sie ist nur vermindert. Daraus geht logisch hervor, dass für geringe d. h. im Verhältniss zu den abgesonderten Verdauungssäften stehende Eiweissmengen die Mittel der Umsetzung vorhanden sind, und ebenso, dass sich diese Mittel nach geschehener Resorption bei neuer Anforderung wieder von Neuem bilden können und werden. Man braucht daher nur mit der nöthigen Schonung in Form, Menge und im Zeitpunkt vorzugehen, um unschädlich eine gewisse Eiweissmenge zur Verdauung resp. Resorption zu bringen. Aus diesem Grunde greife ich nur bei der hochgradigsten Dyspepsie zu der bekannten absoluten Fieberdiät, zu den Mehlsuppen und Breispeisen etc. und versuche sonst mit aller Zähigkeit das für normale Ernährung passende Verhältniss von Eiweiss, Fetten und Kohlehydraten möglichst beizubehalten. Dies geschieht am besten in flüssiger oder halbflüssiger Form, in der denkbar vortrefflichsten, abwechselungsreichen Zubereitung, in kleinen Quantitäten und unter Beihülfe von Stomachicis, Salzsäure, Peptone, Pepsin und Pankreas.

Eine Steigerung der Eigenwärme durch Proteinsubstanzen dürfte von Niemand mehr ernsthaft befürchtet werden, der fieberhafte Prozess schafft sich mit der Gewalt eines Naturgesetzes die Verbrennungsmittel, er spaltet, wenn die naheliegenden verbraucht sind, das Organeiweiss (grössere Stickstoffausfuhr als Aufnahme), sodass in Folge dieses Vorganges die stickstofffreien Spaltungsproducte als Residuen in Form von Fett auftreten, woraus Senator geneigt ist, die Entstehung der fettigen Degeneration zu erklären. Die Aeusserung Immermann's (Ziemssen Bd. 13) über die Eiweisszufuhr bei Fieber, mag hier eine passende Stelle finden: „Regel sei daher bei länger dauerndem Fieber, in welchem die fortschreitende Consumption der eiweisshaltigen Körpersubstanz gebieterisch einen wenigstens partiellen Wiederersatz des Verlorenen fordert, dem Kranken mit grösster Vorsicht zwar, aber dennoch stets soviel Eiweiss in passender Form zuzuführen, als er zu assimiliren im Stande ist (Uffelmann). Falsch dagegen ist, das Eiweiss aus der Fieberkost überhaupt verbannen zu wollen, weil, was allerdings der Fall, der Stickstoffumsatz durch Eiweisszufuhr beschleunigt werde und man Gefahr laufe, durch eine solche, der ohnehin im Fieber gesteigerten Eiweisszersetzung Vorschub zu leisten. Eine Vermehrung des Stickstoffumsatzes findet zwar, wie schon früher erwähnt, unter allen Umständen bei vermehrter Stickstoffzufuhr statt, da bekanntlich auch bei Gesunden die Grösse der Harnstoffausscheidung mit wechselndem Eiweissgehalt der Nahrung steigt und sinkt; aber genau die gleichen Bedenken, die man wohl einer Eiweisszufuhr in fieberhaften Krankheiten aus dem angeführten

Grunde entgegengehalten hat, würden sich dann auch gegen die Verabfolgung von Eiweiss bei Gesunden erheben müssen. So wenig nun bei Gesunden, denen man Eiweiss in grösserer Menge als Nahrung reicht, trotz vermehrter Harnstoffausscheidung Consumption eintritt, so wenig wird bei Fiebernden durch Eiweisszufuhr die febrile Consumption gesteigert. Denn die absolute Grösse der Stickstoffausfuhr entscheidet begreiflicherweise bei Fiebernden gar nichts in Bezug auf die Grösse der Zersetzung des Organeiweisses, vielmehr bildet offenbar lediglich die Differenz zwischen Stickstoffeinnahme und Stickstoffausgabe das eigentliche Maass für die Grösse der jeweiligen Consumption eiweisshaltiger Körpersubstanz. Da nun aber bisher noch kein Beweis dafür beigebracht ist, dass durch Zufuhr von Eiweiss das Stickstoffgleichgewicht fiebernder Kranker in noch stärkerem arithmetischen Verhältnisse gestört werde, als dieses durch das Fieber allein geschieht, so liegen auch vorläufig keine therapeutischen Bedenken dagegen vor, Fiebernden Eiweiss in leicht assimilirbarer Form mit der Nahrung zu geben."

Der Zufuhr von Leim schenke ich, seit Senator die Bedeutung desselben, als eines durchaus rationellen Nahrungsmittels bei Fieber erwiesen hat, die grösste Beachtung, da derselbe in noch stärkerem Maasse beschränkend auf die Eiweisszersetzung im Organismus einwirkt, als die Fette und Kohlehydrate (Voit). Dieses um so lieber, als die Herrichtung desselben zu angenehmen Speisen eine so leichte und bequeme ist. —

Jedenfalls ist das Fieber die schwerste Ursache der schwersten Complication bei Phthise, der Anämie, welche ich, wie gesagt, zu jeder Stunde und in jedem Stadium unermüdlich zu bekämpfen suche. Diese wird eine complexe durch Inanition und Consumption. Der Schwund des Fettgewebes ist das Erste; der massenhafte Untergang der rothen Blutkörperchen (Vogel) bewirkt bald eine numerische Atrophie, eine Hypoplasie des Blutes, die Verminderung des Organbestandes steigt durch das Missverhältniss von Ersatz und Verbrauch in rasendem Tempo und der völlige Marasmus ist das Schlussresultat, das nur verhütet oder aufgehalten werden kann durch möglichsten Ersatz.

Wer könnte da bei Wasser- und Obstsuppen ruhig die Hände in den Schooss legen, da uns zudem noch die Fiebermittel auf die Dauer des Zerfalls der Lungensubstanz im Stiche lassen! Die schädlichen Folgen einer dreisteren Ernährung beziehen sich mit grösster Wahrscheinlichkeit auf deren Methodik, auf ungeeignete Form, Menge, Consistenz und den falschen Zeitpunkt. Naht die hektische Katastrophe ihrem Ende, so lässt natürlich Alles im Stiche, dann wird Resignation dez Arztes zu einem Gebote der Euthanasie. —

Eine bedeutende, häufig in der Aussenwelt übertrieben dargestellte Rolle spielt bei der rationellen Phthisis-Behand-
Alkohol. lung der Alkohol und er hat ein volles Recht dazu. Denn er ist ein Nährmittel, ein Arzneimittel und ein Genussmittel; wahrlich eine Trias von Eigenschaften, die sich nicht leicht wieder in einem Stoffe vereinigt findet. Bei so viel Licht fehlt natürlich auch der Schatten nicht. Die Lyrik aller Völker über den „Sorgenbrecher“ und die Statistik des moralischen und physischen Elendes veranschaulichen die extremen Pole seiner Wirkungsweise und haben, wie es scheint, der Medicin es schwer gemacht, zu einer nüchternen, ruhigen Schätzung seines Werthes als Heilmittel zu gelangen. Zu allen Zeiten fast nur als Genuss- oder höchstens als flüchtiges Stärkungsmittel bei momentanen Schwächezuständen angesehen, wurde der Alkohol meines Wissens zuerst Anfang der 60er Jahre von Todd therapeutisch gegen Fieber empfohlen. Ziemlich zu

gleicher Zeit wurde von Brehmer seiner ausgedehnteren Anwendung bei der Phthise das Wort geredet. Erst in den letzten Jahren wurde von Binz, Bouvier, Munk u. A. seine Wirkungsweise wissenschaftlich geprüft. —

Unzweifelhaft ist, dass er ein ausgezeichnetes Verbrennungsmittel darstellt, denn er verschwindet, wahrscheinlich bis auf die letzte Spur im Körper; er erregt das Central-Nervensystem, steigert momentan die gesammte Leistungsfähigkeit, beschleunigt nach Massgabe der genossenen Menge die Herzthätigkeit und den Blutumlauf, verlangsamt den Stoffverbrauch und vermindert in geringem Grade die Temperatur des Körpers. Er ist ausserdem auch in mittleren Gaben als Nährmittel anzusehen, denn er schützt 6—7 % Eiweiss vor der Zersetzung (Munk Physiol. Ges. 79). — Bei der üblichen Form seiner Verwendung in den s. g. geistigen Getränken, namentlich in guten Weinen, werden zudem noch Appetit und Verdauung anregende Stoffe zugeführt, deren Beihülfe nicht zu unterschätzen ist. Er wird von namhaften Beobachtern wegen seiner auffallenden Wirkung bei septischen Fiebern für ein internes Desinficiens angesehen, und ist schliesslich nicht selten ein gutes Hypnoticum. Wie eingreifend die Wirkungen dieses Mittels auf den gesammten Körperhaushalt sein können, zeigt sein Missbrauch, der in allen seinen Folgen verderbliche Alcoholismus (s. Baer's neues, bedeutendes Werk).

Es ist bei so ausserordentlichen Eigenschaften eine von den wunderlichen Unbegreiflichkeiten, dass sich die Heilmethodik so spät erst und so unzulänglich mit dem Alkohol beschäftigen konnte, während man mit gleich starken und stärkeren Giften in aller Kühnheit experimentirte. Es klebt uns immer noch zuviel die alte Tradition an, dass alles Heil aus der Apotheker-Retorte kommen müsse. Zwar ist jetzt der Alkoholverbrauch am Krankenbette ein täglich wachsender, er geht aber meist so nebenher, bleibt dem Gutdünken des Kranken nach Mass und Zeit zu sehr überlassen. Man dosirt und methodisirt nicht genug bei einem so machtvollen Mittel, während bei dem obsoletesten Decocte gewissenhaft Menge und Stunde signirt werden.

Der richtige Gebrauch des Alkohols ist meiner Erfahrung nach, sowohl bei den hochconsumptiven Prozessen, wie ganz besonders bei allen den allgemeinen Ernährungsstörungen, bei denen die gesammte vitale Energie oder die functionelle Leistung der wichtigeren Organe unter der physiologischen Linie liegen, von ganz unschätzbarem Werthe. Unter diesen Zuständen steht die Phthise, die fieberhafte sowohl als die gewöhnliche mit starker Blutverarmung einhergehende obenan. Man muss bei deren Behandlung mit Alkohol nur festhalten, dass individuell zu grosse Dosen wegen ihrer, der energischen Excitation nachfolgenden Depression des Nervensystems und wegen der Störung der Magenverdauung geradezu verderblich sind.

Es bleibt aber jede üble Nach- und Nebenwirkung aus, wenn man in kleinen Gaben nur gerade soviel reicht, dass weder Herz, Gehirn, noch Magen nachweisbar afficirt werden. Ausser höchstens einem angenehmen, subjectiven Wärmegefühl und ganz leichter Anregung des Allgemeinbefindens, muss jede Rauschwirkung peinlich vermieden werden. Geschieht dieses wirklich, so kann man sich in beliebiger Wiederholung einen Effect verschaffen, der nur ein wohlthätiger ist.

Ich darf unterlassen, Berechnungen von Wärmeeinheiten aufzuführen, die durch eine gewisse Menge eines so labilen Verbrennungsmittels dem Körpergewebe erspart werden. Jedenfalls aber muss natur- und gesetzmässig das Verbrennungsresultat ganz das gleiche sein, wenn ich, statt grösserer Mengen des Mittels in seltneren Dosen, dieselbe Quantität in einer gewissen Zeiteinheit aber in den kleinsten Einzelgaben zuführe. Bei Ersterem aber kann und wird ein schädlicher Ueberreiz des Nervensystems ausgelöst werden, während bei letzterem Verfahren die Wirkung ganz in die physiologische Breite fällt.

Von diesen Gesichtspunkten ausgehend operire ich bei jedem Individuum anders mit dem Alkohol und, wie ich glaube, mit nur gutem Erfolge. Ich bestimme selbst genau die Form des alkoholischen Getränkes, die Menge und die Zeit der Einverleibung. Bei dem chronischen Phthisiker, der guten Appetit hat und nicht frostig ist, kommt man vollständig aus, wenn man ihn im Tage $^3/_4$—1 Flasche mittelstarken Rhein- oder Bordeaux-Weines, und zwar vorzugsweise zu den Mahlzeiten nehmen lässt. Besteht aber eine nur irgend stärkere Blutarmuth, sind die Hautdecken kühl, ist leicht Frostgefühl vorhanden, oder ziehen sich die morgendlichen Untertemperaturen lange in den Tag hinein, so interponire ich sofort noch eine Art Cognac-Kur, von deren ganz vortrefflicher Wirkung ich täglich mehr überzeugt werde. Ich lasse solche Kranke vom ersten Frühstücke an bis zum Abend 1—2 stündlich einige Theelöffel voll feinen Cognac nehmen, so dass, ausser dem bestimmten Weinquantum bei den grösseren Mahlzeiten, ca. 75 bis 80 Gramm des genannten Getränkes zugeführt werden. Sind irgendwie Gründe vorhanden, von dem Cognac abzusehen, so tragen die Kranken in bequemen kleinen Taschenfläschchen reinen, starken Rheinwein oder ebensolchen Ungarwein mit sich, den sie sich nun in gleicher Weise, nur in etwas grösserer Quantität jedesmal zuführen. Das Gefühl der Erwärmung, einer leichten Anregung, das Verschwinden des so lästigen Flimmerns vor den Augen, selbst eines mässigen Schwindels oder Kopfdruckes sind mir stets als die unzweifelhaft guten Erfolge dieser Medication erschienen. Es sind dabei jedenfalls reflectorische Vorgänge noch mit im Spiele, grade wie bei der kräftigenden sofort eintretenden Wirkung nach Speisezufuhr in der Erschöpfung.

Es ist selten nöthig, die erwähnte Kur länger als einige Wochen strenge durchzuführen, doch sehe ich es gerne, wenn auch im weiteren Verlaufe der Behandlung bei kühlem Wetter, nach grösseren Spaziergängen, denen ein Blasswerden der Haut folgt, eine mässige Alkoholzufuhr in kleinen Quantitäten beibehalten wird. Ich habe bis jetzt aus der Befolgung dieser Verordnung noch niemals eine Leidenschaft zum Trinken entstehen sehen. Wegen der schwachen Wirkung auf das Nervensystem, des Fehlens jeder angenehmen Rauschwirkung ist eine verderbliche Gewöhnung nicht zu fürchten. — Mässig d. h. angemessen muss der Verbrauch geistiger Getränke natürlich immer und überall sein. Es wird in Falkenstein methodisch getrunken, aber nie gekneipt; das Letztere verfolge ich mit allen mir zu Gebote stehenden Mitteln, grade wie jedes aufregende Spiel und das aus andern Gründen so verderbliche Handarbeiten der Damen.

Ich wiederhole nochmals, dass eine Flasche guter Rhein- oder Bordeaux-Wein und 70—80 Gramm Cognac im Durchschnitt täglich und in gebrochenen Gaben genommen dem Phthisiker nur Nutzen und niemals Schaden bringen. Bei des Weins nicht Gewöhnten beginne ich mit den kleinsten Quantitäten, die Toleranz steigt mit jedem Tage, sie ändert sich bald zum Bedürfniss, das in Folge der wohlthätigen Wirkung von dem schwachen Organismus instinctiv empfunden wird.

Alkoholbehandlung im Fieber.

Am wenigsten möchte ich den Alkohol misssen bei einem der stärksten Feinde des Phthisikers, bei dem Fieber. Ich bin nach unzähligen Versuchen und Anläufen mit anderen Mitteln soweit gekommen, offen zu gestehen, dass ich bei der fieberhaften Phthise viel lieber auf Salicyl und Chinin verzichten möchte als auf guten Wein und Cognac. Der Ausspruch erscheint wohl Manchem so auffallend, dass ich ihn begründen muss. Wir haben nach dem heutigen Wissensstande anzunehmen, dass das Fieber erzeugt wird durch die Aufnahme heterologer Stoffe ins Blut, deren Wirksamkeit wir uns vielleicht unter dem Bilde einer Art Fermentation veranschaulichen dürfen. Charakter, Höhe und Dauer des Fiebers hängen einmal ab von der Menge und Dauer des Imports toxischer, heterologer Stoffe, und dann von der specifischen Natur dieser, die sich mit allerhöchster Wahrscheinlichkeit an die Anwesenheit oder Abwesenheit von septischen Keimen, Zersetzungserregern, mit einem Worte von Fäulnissbacterien knüpft. Ohne zu glauben, dass durch sie die Fieberfrage erschöpft sei, halte ich doch die von Volkmann und Gentzmer ausgesprochenen Ansichten (über septisches und aseptisches Wundfieber) für die bis jetzt richtigsten, und auf unsere Materie übertragbar. Sie formuliren dieselben in folgenden Sätzen, indem sie den Versuch machen, die verschiedenen Formen des Fiebers und die klinische Erscheinungsweise desselben in ihren gröbsten Umrissen festzustellen. „Unserer Meinung nach ist das aseptische Wundfieber doch auch nur ein Resorptionsfieber, ebenso wie das septische, nur dass bei diesem letzteren heterologe, giftige und faule Stoffe oder Flüssigkeiten, die irgend welche specifischen Zersetzungserreger enthalten, ins Blut gelangen, während beim aseptischen Fieber nur eine Zufuhr von Stoffen stattfindet, die von denjenigen, welche die physiologische, regressive Gewebsmetamorphose und der physiologische Stoffwechsel liefern, nicht allzu verschieden sind. Dass derartige Stoffe im Stande sind erhebliche Erhöhungen der Bluttemperatur zu Wege zu bringen, ist nach den Erfahrungen der Transfusion und selbst der Autotransfusion keinen Augenblick zu bezweifeln. —

Dass sich auch im Bereiche der inneren Klinik aseptische Fieber werden nachweisen lassen, glauben wir a priori und nach einigen, allerdings sehr vereinzelten Erfahrungen annehmen zu dürfen. Entzündungen und Eiterungen innerer Organe freilich, welche mit den Luftsäulen des Tractus intestin. oder den Luftwegen zusammenhängen, dann wieder alle diejenigen Prozesse, welche durch die Incorporation irgend welcher septischer oder ihnen verwandter Stoffe bedingt sind, werden von Fieber begleitet sein, das einen mehr oder minder ausgebreiteten septischen Charakter trägt. Aber es scheint uns vor der Hand doch noch kein Grund vorzuliegen, der uns veranlassen könnte anzunehmen, dass alle mit Fieber verlaufenden, lebhafteren Entzündungen innerer Organe und Gewebe immer nur durch Bacterien oder irgend welche niedere Organismen veranlasst seien, oder mit ihrer Wucherung sich complicirten". —

Die so sehr verschiedenen Aeusserungen, welche gleich hohe Fiebertemperaturen auf verschiedene Kranke hervorbrachten, sind mir schon seit Jahren auffällig gewesen, ich schob sie anfangs auf die „Individualität." Als ich dann später immer häufiger die Coincidenz beginnender, durch Mikroskop und Hörrohr nachweisbarer Schmelzungsprozesse mit dem Gefühle schweren Erkranktseins, namentlich mit den, die Fiebersteigerung einleitenden typischen Frösten in die Erscheinung treten sah, da zweifelte ich nicht mehr an der toxischen, septikämischen Natur des Fiebers, gegenüber solchen Zuständen, wo Individuen bei gleich hohem Thermometerstande in grosser Euphorie, bei gutem Appetite und sogar unter geringer Zunahme des Gewichtes ihre Tage verbrachten. Ich betrachtete und erklärte jene schon seit Jahren für „chirurgisch Kranke", die an der denkbar ungünstigsten Lage und Verfassung eines Geschwüres litten. Dass die, das septische

Fieber veranlassenden Schmelzmassen noch etwas ganz specifisches in sich bergen, ist wahrscheinlich (Monas tuberculosum, Klebs; Sepsin, Bergmann), aber noch nicht endgültig erwiesen. Ausser der Eigenthümlichkeit des Eiters spielt aber auch die resorbirte Menge desselben unbedingt eine Rolle, denn es ist begreiflich, dass bei einem nicht allzusehr gestörten Organismus bie Ausscheidung einer gewissen Menge deletärer Stoffe noch gelingt, ohne dass die physiologische Grenze im Gesammthaushalte merkbar überschritten wird. Schmilzt nun ein Käseknoten vom Centrum aus ein und erreicht der Prozess an der Peripherie noch relativ gefässreiche Partien, so muss eine plötzliche Ueberbürdung der Säftemasse mit heterologen Stoffen die bekannten schweren Störungen hervorbringen, die um so hartnäckiger zu werden drohen, je ungünstiger durch die Lage oder Grösse des in die entstandene Höhle einmündenden Bronchus die Möglichkeit der Entleerung nach Aussen sich gestaltet hat. Dies sind Verhältnisse, welche das Schicksal des Kranken oft entscheiden; sie geben zum Theile die Erklärung, warum unter zwei, sich scheinbar durchaus gleichenden Fällen der ganz entgegengesetzte Verlauf beobachtet wird. — Ich habe, wie ich später beweisen werde, gefunden, dass unter 10 zur Behandlung kommenden Phthisikern deren 9 an Destructionsprozessen der Lunge leiden oder litten. Da die Entzündung in einem so widerstandslosen, gefässreichen Gewebe entweder bald zur Resolution und Bindegewebsneubildung oder zur Zerstörung führen muss, so liegt es nahe anzunehmen, dass ausser den acuten und subacuten „Entzündungsfiebern", deren Dauer als solche ja nur eine jedesmal beschränkte sein kann, die Mehrzahl der anhaltenden phthisischen Fieber ihre Entstehung der Resorption von dem Körper bereits vollständig entfremdeten Massen verdankt.

Es mag nun bei acut verlaufenden, mehr oder weniger

putriden Intoxicationen (den Charakter dieser werden die Eiterungen der Luftwege leicht annehmen) von Aussicht sein, das Fieber durch Antifebrilia, wie Chinin und Salicyl wirksam zu bekämpfen, die geringste Aussicht bieten aber jedenfalls Zustände, deren Quelle in einem oft monatelangen fortschmelzenden Käseherde besteht. Da auch Carbolinjectionen im Stiche lassen, und das vielgerühmte Natr. benzoicum die erregten Hoffnungen nicht erfüllt hat, so müssen wir, bei der Machtlosigkeit radical zu helfen, wenigstens den Organismus in den Stand setzen, für die lange Dauer des Prozesses den täglichen deletären Insulten möglichst zu widerstehen. Und dieses ist nur möglich durch passende Ernährung und den Alkohol. Dieser hat unstreitig neben seiner erregenden, eine höchst conservirende Wirkung, von der etwa desinficirenden nur beiläufig zu reden. —

Diese Raisonnements sind der Grund, warum ich bei allen solchen Zuständen zu allerletzt auf einen guten, reinen Alkohol in allen Formen und in richtiger Verwendung verzichten möchte, und ich rathe den Collegen, die seither zögerten, sich gleichen Anschauungen zuzuwenden.

Ueber die zu verabreichende Menge des Mittels lässt sich Allgemeines nicht sagen, sie richtet sich nach dem Einzelfalle, nach der Wirkung. Erhitzung lasse ich nicht aufkommen, dieselbe tritt oft mit starker Athemnoth bei gleichzeitigem Gebrauche von Chloral auf, eines der beiden Mittel muss dann unbedingt ausgesetzt werden. Von Schüle wurde diese Erscheinung unter dem Namen Chloralrausch zuerst beschrieben (Allgem. Ztschr. f. Ps. Bd. 28). Eine zerstreute fleckige Röthe an Kopf und Brust, eine hohe Pulsfrequenz und eine starke Athemnoth mit häufigem Hustenreiz, charakterisiren diese eigenthümliche Wirkung des Chlorals auf den Kreislauf. Dieselbe scheint mir bei Lungenkranken ganz besonders leicht mit

Alkoholgebrauch zusammenzufallen und ist ein recht lästiges Hinderniss für diesen. Nach anderweitigen Erfahrungen ist bei Personen, die zu Chloralrash incliniren, die Gefahr stärkerer Dosen des Mittels (2—6 Gr.) eine besonders grosse (Frank Berl. Kl. W. 1876).

Für die Früh- und Nachtstunden gebe ich unter den geistigen Getränken starken südlichen Weinen, Portwein, Tokayer u. s. w., Glühwein und heissem Grog den Vorzug; zu den Mahlzeiten scheinen mir leichtere, weisse Weine, weil sie mehr den Appetit reizen und in grösserer Menge als Verflüssigungsmittel genommen werden können, mehr am Platze zu sein. Cognac, rein oder gemischt mit Wasser, Milch oder Thee, Champagner bei Schwindel in der fieberfreien Zeit und bei nicht zu sehr verringerter Respirationsfläche, gutes, starkes Bier, Weinsuppen, Weincrême u. s. w. geben reichlich Gelegenheit zur Abwechslung. Bei wirklicher Idiosynkrasie, die selten ist, stehe ich natürlich mit Bedauern ganz vom Alkohol ab. Im Ganzen gilt die Regel: wenig, oft und stark.

Ich kann bei der ehrlichsten Kritik meiner Beobachtungen die reservirte Haltung Vieler gegenüber dem Alkohol beim phthisischen Fieber nicht begreifen. Namentlich aber scheint mir die Behauptung Uffelmann's hinfällig, dass derselbe, wenn er wirklich Lebensretter sei, bei den daran Gewöhnten nicht mehr zu wirken vermöge. Die stets gleiche Eigenschaft, das labilste Verbrennungsmittel zu sein, hat doch mit der Gewöhnung nichts zu thun. Die Abstumpfbarkeit des Nervensystems gegen die Wirkung des Alkohols zugegeben, hat derselbe doch als leicht resorbirbares Verbrennungsmittel wohl immer den Vorsprung vor den, in den Geweben zu diesem Zwecke deponirten Brennstoffen, deren Umsetzung in die tauglichste Form erst in dem Momente des Bedürfnisses eingeleitet wird. Die durch die Nahrung dem Blute zugeführten und mit demselben kreisenden Oxydations-Stoffe genügen nicht, wie die Consumption beweist, und es tritt dann jedenfalls zuerst der Alkohol ein; das Körpergewebe wird für die Dauer seiner Zerlegung jedenfalls gespart. —

Die anderen Fiebermittel.

Bei alledem verzichte ich natürlich keineswegs auf die anderen antifebrilen Mittel. Ich wende diese an, einmal wo ich es mit einem acut auftretenden und wahrscheinlich acut verlaufenden Entzündungsprozesse zu thun habe, und dann bei den deletären Höhen der chronisch-septicämischen Temperaturen, um diese auf ein weniger schädliches Maass herabzudrücken oder um auf einige Zeit ein Intermittens zu erzwingen; also nicht bei jedem Fieber, sondern nur bei bestimmten Arten oder Graden dieses Prozesses, denn es ist mir wahrscheinlich, dass die depravirende Kraft der Temperaturerhöhung in einer raschen Progression mit jedem Zehntel über 38,5 oder gar 39 steigt. Ich schliesse dieses aus der oft beobachteten, überraschenden Toleranz des Körpers gegen monatelange, tägliche Fiebercurven bis zu dieser Höhe, auch wenn der aseptische Charakter nicht rein dabei ausgesprochen war. Bei den chronisch-pyämischen Fiebern ist die Wirkung der inneren Fiebermittel eine sehr precäre; wo scheinbar eclatante Erfolge mit denselben erzielt werden, ist viel wahrscheinlicher ein zufälliges Zusammentreffen anderer günstiger Umstände, wie Ueberschreiten der Höhe des Prozesses, Beschränkung oder Verbesserung der Secretion, Behinderung der Resorption durch Obliteration der resorbirenden Wege anzunehmen. Man mag die genannten Mittel immerhin versuchen, sollte aber bei jeder, denselben zuzuschreibenden Magenstörung sofort davon abstehen, denn mit dieser ist das grössere Uebel, die schwerere Complication geschaffen.

In allen diesen Gesichtspunkten sehe ich die, wenn auch nicht unbedingt so doch höchst wahrscheinlich richtige Begründung des Handelns, die mich vorläufig vor jedem planlosen Herumtappen bewahrt.

Dass es auch im Bereiche der internen Klinik ein s. g. aseptisches Fieber gibt, kann ich vollauf bestätigen; es stehen mir eine Anzahl beweisender Krankengeschichten zu Gebote. Nach diesen habe ich, bis zu 10 Monaten hindurch, Temperaturen von 39 und darüber, während des grösseren Theils jedes Tages bestehen sehen, ohne dass das Befinden des Patienten erheblich gestört gewesen wäre. Vortrefflicher Appetit, relativ gutes Wohlbefinden, geringfügige Gewichtsschwankungen und die ununterbrochene Fähigkeit, an den gemeinsamen Mahlzeiten und kleinen Spaziergängen theilzunehmen, mussten oft in Erstaunen setzen. Eine besonders gute Prognose bieten natürlich solche Fälle doch nicht. Ihre Art Fieber ist in der Anstalt unter der Bezeichnung des „gutmüthigen Fiebers" längst bekannt; es zeigt die Eigenthümlichkeiten des von Volkmann aseptisch genannten. Die Annahme, dass es sich hier um die Resorption wenig veränderter Zellenbestandtheile, ähnlich wie bei dem einfachen Entzündungsfieber handle, ist eine verlockende. Aseptisches Fieber.

Es giebt meiner Ansicht nach noch eine Art Stoffwechselstörung, die alle Charaktere des Fiebers zeigt, mit Ausnahme der Temperaturerhöhung. Unruhiger Schlaf vor Mitternacht, heisse Hände, spärlicher, höherstehender Urin, Abgeschlagenheit und Speisewiderwille bestehen oft tagelang, ohne die geringste abnorme Wärmesteigerung. Ich behandle solche Zustände immer als leichtere Zwischenerkrankungen, sie mahnen zur Vorsicht. Es wollte mir oft scheinen, als seien hier vasomotorische Irregularitäten, locale Blutanhäufungen im Spiele; doch wer vermag in den complicirten Vorgängen des thierischen Stoffwechsels und seiner Störungen den rothen Faden festzuhalten? Sicher ist mir, dass es fieberverwandte Zustände

6*

gibt ohne Temperaturerhöhung und dass diese letztere nur das sinnfälligste und wichtigste Symptom des Fiebers darstellt.

Gerade auf dieses Symptom einzuwirken kann auch, ausser bei der acuten Entzündung, nur die Absicht der vielverbreiteten Kältetherapie sein. Es stehen mir in dieser Richtung abweichende Erfahrungen nicht zu Gebote. Mässige Bedeckung, kühle selbst kalte Luft, kalte Abwaschungen, Umschläge und besonders Eisbeutel bilden auch bei uns wie anderwärts das Material. Bezüglich des Eisbeutels, der, wie experimentell festgestellt ist, eine energische Abkühlung der unterliegenden Organe bis in bedeutende Tiefe ermöglicht, muss man sich das Stadium der localen Erkrankung wohl vergegenwärtigen. Die Kälte kann bei einem der Verkäsung verfallenen Gewebe unmöglich mehr nützen, da sie die so wünschenswerthe Blutzufuhr noch mehr beeinträchtigen muss. Der häufige Lagewechsel des Eisbeutels auf der Brust, den Seiten und selbst auf dem Kopfe bewirkt wenigstens neben der Wärmeentziehung ein wohlthuendes Gefühl für den Kranken und ermöglicht oft den so sehnsüchtig gesuchten Schlaf. Die Schlaflosigkeit in der ersten Nachthälfte wird, sobald sie auf nicht allzuhohen Abendtemperaturen beruht, oft am wirksamsten durch 1 bis 2 Gramm Natr. salicyl. bekämpft. Dieses ist dann ein wirkliches Hypnoticum. — Naht sich nach Mitternacht die Remission, tritt die stürmische Herzaction in ihr Gegentheil ein, so wird nicht selten in den frühen Morgenstunden der Schlaf wieder unruhig wegen der nun entstehenden Gehirnanämie, die vielleicht auch die wesentlichste Ursache der Morgenschweisse ist. Der schlafende, starkschwitzende Phthisiker erweckt den Eindruck, als liege er in einer protrahirten halben Ohnmacht. Ein Glas starken Weines, ein belegtes Brödchen um die Stunden zwischen 1—4 Uhr genommen, schafft einige Stunden gute Ruhe, oft unter gänzlicher Hintanhaltung des lästigen Morgen-

Schweisse.

schweisses. In den leichteren Fällen werden nach Brehmers Vorgang halbgeöffnete Fenster und ein Glas Milch mit 3 bis 4 Theelöffeln Cognac regulär verordnet. Die secretionsbeschränkende Fähigkeit des Atropin. sulf., dessen ausgedehntere Verwendung wir der Empfehlung Fraentzels verdanken, darf natürlich in hartnäckigen Fällen nicht unversucht bleiben, ihre Wirkung tritt häufig in der gewünschten Weise ein. — Das Auftreten eines Schweisses, selbst eines solchen, der sich stundenlange in mässiger Stärke hinzieht, setzt kein Fallen der Temperatur bis zur völligen Norm voraus, wohl aber immer eine Ermässigung der vorher bestehenden Höhe. — Das Ueberthauen in den Morgenstunden mit Neigung zum Frösteln und verbunden mit einem eigenthümlich lähmenden Halbschlummer ist eine ausserordentlich lästige Erscheinung. Sie wird am besten durch ein energisches Aufraffen, kräftiges Frottiren und eine Tasse heissen Kaffees beseitigt. Wie das Frösteln beim Einschlafen am Tage zum Theil von einer abnehmenden Schärfe der Hautempfindung abhängt, bei welcher die Fähigkeit, unser Regulationsvermögen zweckmässig zu verwenden, verloren wird, so spielen auch bei dieser Art Morgenschweiss das Bewusstsein und der Wille eine gewisse Rolle. Eine energische Aufmunterung ist von dem Kranken zu fordern; die dem Schlafbedürfniss verloren gehende Zeit kann dann während des Tages nachgeholt werden.

Der typische Frost, der sich bis zum ausgebildeten **Frostanfälle.** Schüttelfroste steigern kann und am häufigsten zwischen 8—10 Uhr Morgens eintritt, ist meiner Ansicht nach eine rein pyämische Erscheinung. Er begleitet nur stärkere Schmelzungsprozesse, freilich oft in larvirter Form leichten Fröstelns, blauer Nägel, abgestorbener Finger. Die betreffenden Kranken bleiben entweder bis zum Eintritt der Hitze zu Bette, oder werden spätestens eine Stunde vor dem zu erwartenden Eintritt des Frostes unter rascher Einverleibung eines Glases heissen Grogs, Glühweins, heisser Limonade oder Milch in Decken tüchtig eingepackt, bis völlige Erwärmung eingetreten ist. Bei gutem Wetter kann man sie mit Vortheil der Sonne, mit Ausnahme des Kopfes, exponiren.

Ich glaube mit Bestimmtheit beobachtet zu haben, dass die Höhe der nachfolgenden Hitze meist proportional ist der Stärke des Frostes — ein Abschwächen oder Coupiren desselben ist sicher von Vortheil. Unrichtig ist es, dem Kranken während des Frostes warme Getränke zu geben. Erbrechen ist dann bei dem schon bestehenden grossen Unbehagen häufig, wahrscheinlich in Folge des bis in die Tiefe gehenden tetanischen Krampfes aller kleinen Gefässe und der dadurch gestörten Resorption. Diesem Tetanus der Gefässmuskulatur geht häufig eine Art Aura, von den Beinen aus vorher. Meistens aber folgt Schauer auf Schauer, von der oberen Rückengegend aus, und werden diese von der geringsten Bewegung, selbst bei dem Umdrehen eines Zeitungsblattes ausgelöst, wesswegen absolute Ruhe in der Einpackung geboten ist. Zu jenen Erscheinungen gesellt sich ein fast übelmachender Druck unter dem Brustbein (Druckerscheinung auf das Herz) und eine lästige Druckempfindung des Schädels, überhaupt ein recht schweres Krankheitsgefühl, das erst mit dem Eintritt des Hitzestadiums schwindet.

Thermometrie. Das Vorhandensein von Fieber, selbst der leichteren Formen desselben ist ein so wichtiger Fingerzeig für das ganze Verhalten, dass man leider des Thermometers nicht entbehren kann. Ich weiss, dass mit diesem dem Patienten ein gefährliches Werkzeug in die Hand gegeben wird und möchte wünschen, dass ein Instrument erfunden werde, das nur von dem Arzte gestellt oder entziffert werden könnte. Denn der Missbrauch desselben führt bei Manchen zu einer wahren

Leidenschaft, die man füglich Metromanie nennen könnte. Ich fühle mich aber trotzdem ohne Führung des Thermometers ganz ausser Stande, rationell zu handeln, wenigstens so lange ich nicht den Menschen und seinen ganzen Krankheitscharakter durch und durch kenne. Um ein klares Bild zu erhalten, muss man, namentlich im Anfange 4—6 mal in 24 Stunden messen lassen — die Schwankungen über und unter die Norm sind bei Phthisikern oft ganz erstaunlich, und der irreguläre Typus wird bei Vielen zur Regel. Oft findet man, namentlich zur Nachtzeit, eine glühende Haut, Unruhe und stürmisches Herz bei Temperaturen von 37—37,3, während man ein andermal bei kühlen blutleeren Hautdecken der zugänglichen Theile durch Ziffern über 39 überrascht wird. Wem es nicht gestattet ist, seinen Kranken, einerlei welchen Geschlechtes, mit der Hand unter die Halskrause, auf Brust- oder Rückenfläche zu fahren, der sollte in vielen Fällen sich nicht erdreisten, zu entscheiden, ob Fieber vorhanden ist oder nicht.

Der Bequemlichkeit halber lasse ich die Temperatur unter der Zunge bei geschlossenem Munde messen, und lasse durch einen kleinen Handspiegel die Ziffer ablesen. Es genügen, da man ja nur das annähernde, relative Verhältniss zu wissen nöthig hat, 7 Minuten vollständig. Die gewöhnlichen billigen Maximalthermometer habe ich beinahe vollständig verlassen, sie werden bald sehr unsicher, indem die Quecksilbersäulen sich vereinigen, oder das Stäbchen sich in mehrere Theile spaltet. —

Mit wenigen Worten möchte ich auf einen Punkt aufmerksam machen, der nur in seinen extremen Graden als ein therapeutisch in Betracht kommender angesehen und noch viel seltener mit dem Wollen und Können des Patienten in Zusammenhang gebracht wird. Ich meine den Husten. Derselbe, oder vielmehr die Technik desselben verdient eine auf- Husten.

merksame Unterweisung seitens des Arztes, da er ohne Frage disciplinirt werden kann und der Missbrauch dieses expiratorischen Actes eine Reihe unangenehmer Folgen nach sich zieht. Man muss bedenken, dass der Husten dazu dienen soll, um zum Fremdkörper gewordene Massen aus den Luftkanälen zu entfernen, dass er aber sehr häufig benutzt wird, um durch Kratzeffekt einen Kitzel, einen Juckreiz zu befriedigen. Je höher hinauf bis zu Kehldeckel und Pharynxwänden die Schleimhaut entzündlich ergriffen ist, um so heftiger ist der Reiz des inspiratorischen Luftstromes, besonders wenn dieser erhebliche Temperaturdifferenz zeigt oder Beimischungen führt. Der Husten ist dann trocken, häufig, kurz. Die bereits bestehende Schwellung der Schleimhaut wird durch ihn noch vermehrt, es entsteht ein Gefühl des Fremdkörpers, eine Art Tenesmus. Der unerfahrene Patient, dessen Selbstbeherrschung gegenüber lästigen Empfindungen meist keine grosse ist, begibt sich nun an die Entfernung des vermeintlichen Fremdkörpers, und es ist unglaublich, welche Anstrengungen solch ein wüthender Huster macht, welche Störungen er sich und andern verursacht. Belehrt man nun den Patienten, wie nutzlos er sich quält, wie sehr er sich schadet, indem er die Schleimhaut seiner Luftwege bis zur Wundmachung reizt, seine Muskelkräfte vergeudet, sich zum Würgen und Erbrechen bringt und eine zuweilen gradezu beängstigende venöse Stauung schafft, und zeigt ihm, wie er durch Aufmerksamkeit, Willenskraft und einige kleine Hülfsmittel dies Alles in der Erscheinung abschwächen oder gar unterdrücken kann, so erzeigt man ihm und seiner Umgebung einen nicht geringen Gefallen. Vor Allem gilt auch hier, den Anfängen widerstehen; man muss auf den ersten Reiz und Kitzel achten, dem gegenüber bis zu einem gewissen Grade der Wille mächtig ist. Genügt dieser nicht, um den reflectorischen Act ganz zu unterdrücken, so befriedigt doch ein einmaliges, schonendes Anstossen momentan den Ueberreiz. Kleine Schlückchen kalten Wassers, kalter Milch, Eispillen, die man langsam tief im Pharynx schmelzen lässt, eine Pastille aus isländischem Moos (die ich wegen ihres geringen Zucker- und reichen Schleimgehaltes allen anderen vorziehe) ein Stückchen Chocolade, ein Vorhalten des Taschentuches, um einigemale ganz erwärmte Luft einzuathmen, ein kurzes Anhalten des Athems und dergl. mehr, helfen in sehr vielen Fällen den Hustenanfall zu coupiren oder doch erheblich abzuschwächen. Ist der Patient aufmerksam und hat er guten Willen, so erwirbt er in kurzer Zeit eine grosse Herrschaft, eine gewisse Abstumpfung gegen den lästigen Reiz und verstopft damit eine der Quellen des meist so nutzlosen Hustengebahrens. Ich habe nicht selten durch eine unzählige Mal wiederholte Ermahnung in jeder Form, bei jeder Begegnung Hustern, die zu Hause seit Wochen und Monaten unaufhörlich ihren Brustkorb und Kehlkopf maltraitirten, in 1—2 Wochen zu einer wohlthätigen Ruhe verholfen. Diese Bemerkungen gelten nur zum kleinen Theile von wirklich Kehlkopfkranken, gegen deren übermässigen Hustenreiz ja so oft alle Hülfsmittel versagen, die strenge Forderung, sich nach Kräften zu schonen, muss aber auch ihnen oder vielmehr grade ihnen gestellt werden, denn ihnen wird jeder Excess doppelt schädlich. Mehr Recht und Aussicht auf Erfolg hat man aber bei Kranken, die ein reichlicheres, nicht allzu viscides Bronchial- oder Cavernensekret zu entleeren haben. Deren Schleimhaut ist meistens an sich schon toleranter und man sollte von ihnen verlangen, dass sie den Husten nur zur Entfernung des Auswurfs benützen, und zwar ohne besondere Anstrengung. Wird dies nicht durch 2—3 Hustenstösse bewirkt, so ist es besser, dass der Kranke für eine Weile den Hustenreiz unterdrückt.

Oft schon nach 5—10 Minuten wird dann durch einen leichten Stoss das inzwischen locker gewordene, zusammengeflossene Sekret entleert. In einer weiteren Anzahl von Fällen, wie bei Cavernen, die in den unteren Lappen sitzen oder bei gleichzeitigem Bestehen einer capillären Bronchitis ist der quälende Hustenreiz oft nicht anders als durch Narcotica zu beschwichtigen. Auf eine besondere Erscheinung, auf die schon von italienischer Seite aufmerksam gemacht wurde, möchte ich hier noch hinweisen. Es ist dies ein eigenthümliches, scheinbar im Munde gebildetes Geräusch, ein isolirtes klingendes Blasenspringen oder zähes kurzes Knacken, das der Patient bei geschlossenem Munde im Kehlkopfe entstanden glaubt und das bei offenem Munde auch für die Umstehenden hörbar ist. Es ist dieses in den meisten Fällen ein, durch einen weiten Bronchus fortgeleitetes Rasseln einer Caverne der oberen Lungenlappen, wie man sich bei der Auscultation vom Kehlkopfe aus, nach der betreffenden Stelle hin leicht überzeugen kann. Dieses ausserordentlich hartnäckige, fast nur bei Schmelzungen auftretende Geräusch quält den Kranken, besonders in der ersten Zeit seines Entstehens oft ungemein, nimmt ihm die Nachtruhe (da es im Liegen stärker wird) veranlasst ihn zu unaufhörlichem Räuspern, Schlucken, Husten und Lagewechsel, kehrt aber, kaum verscheucht, wieder. Gegen dieses Sympton, das bei Grösserwerden der Caverne oder bei stärkerer Verflüssigung der Secrete oft wieder verschwindet, hilft nichts als eine allmälige Toleranz, eine Indolenz, die man sich durch eine bewusste Gewöhnung schneller verschaffen kann. —

Nicht gar zu selten hat man es mit Kranken zu thun, die von Hause aus eine allzugrosse Toleranz gegen die Auswurfsmassen zeigen, die zu wenig husten und dadurch die Secrete zu lange zurückhalten. Solche, unter denen die

Bronchiektatiker das grösste Contingent stellen, finden im Bergsteigen mit methodischen Tiefathmungen das beste Mittel der Expectoration.

Dass der Hustenreiz nur von einzelnen Stellen des Respirationstractes ausgelöst wird, ist bekannt. Die Interarydänoidealschleimhaut ist am empfindlichsten, (Kohts, Störk) ihr fast gleich steht die Bifurcationsstelle (Nothnagel, Kohts), nach Störk ist es jedoch die, der pars fibr. entsprechende Schleimhaut. Der Vermittler des Hustenreflexes ist nach Kohts und Nothnagel der Nervus laryngeus superior. Dass auch bei Bronchitis capill. ohne jede Complication Husten ausgelöst wird, ist mir nach eigenen Beobachtungen unzweifelhaft; nach Henle geschieht die Uebertragung von den Lungenästen des Nervus vagus durch Irradiation auf die Kehlkopfäste desselben. Ich glaube mit Spamer u. A., dass reiner Rachenkatarrh Husten verursachen kann und bin, entgegen Edlefsen, der Ansicht geworden, dass der Hustenreiz beim Tiefathmen durch den Reiz des Luftstromes auf die vorher verklebt gewesenen Bronchiolen bewirkt wird.

Das so häufige Würgen und Erbrechen der Phthisiker ist Erbrechen. in den seltensten Fällen auf den Magen zurückzuführen. Die Erscheinung ist wohl als Reizungsphänomen gewisser Muskelgruppen besonders des Schlundes und des Zwerchfelles, wahrscheinlich von der Medulla ausgehend, anzusehen. Die Neigung zum Erbrechen ist nach der Mahlzeit selbstverständlich gesteigert, es bedarf hierzu nur eines geringen Anlasses. Diesen bietet fast ausnahmslos der Husten, der eine mechanische Zerrung des Magens und Krampf des Schlundes veranlasst. Solche Kranke müssen sich unmittelbar nach dem Essen absolut ruhig verhalten, jeden aufsteigenden Hustenreiz mit kleinen Portionen kalten Wassers, Selterwassers oder Eisstückchen unterdrücken. Bei höheren Graden des Uebels muss man sogar zu einer mässigen Dosis Aqu. Laurocerasi oder Morphium greifen. Es gelingt aufmerksamen, willensstarken Menschen fast immer, das drohende Erbrechen hintanzuhalten.

Gegen Husten, der die Nachtruhe erheblich stört und nicht in einer massenhaften Secretion begründet ist, gebe ich unbedenklich Morphium in mässiger Dosis. Ich halte den Schaden der Schlaflosigkeit für grösser, als den eines discreten, zeitweise unterbrochenen inneren Morphium-Gebrauches.

Auswurf. Es ist hier nicht der Ort auf die pathognostische Bedeutung der verschiedenen Auswurfsarten näher einzugehen, ich möchte nur den wichtigsten Punkt berühren, über den der Auswurf den frühesten und unzweideutigsten Aufschluss gibt, und der dadurch nicht blos eine prognostische, sondern auch eine therapeutische Bedeutung hat. Ich meine den sicheren Nachweis entstehender Destructionen durch elastische Fasern. Die Häufigkeit dieser muss Jeden, der sich einmal etwas ernsthaft an die Untersuchung phthisischer Sputa begibt, auf's höchste überraschen. Die Sache ist wichtig genug, um hier die Wiedergabe eines kurzen Artikels, „Zur Statistik der Zerstörungsprozesse im chronisch entzündeten Lungengewebe", den ich im Verein mit Dr. Setzer in No. 11 der Deutschen medicin. Wochenschrift 1878 veröffentlichte, gerechtfertigt erscheinen zu lassen. Wir sagten dort:

„Jeder Arzt weiss, dass das Vorkommen kleiner und mässig grosser Excavationen in der phthisischen Lunge ein ungleich häufigeres ist, als wir durch Hammer und Rohr ermitteln können. Schon Remack, Traube, Biermer u. A. haben dies betont und Skoda gibt dieser Ansicht in folgenden treffenden Worten Ausdruck: „da der Erfahrung zufolge tuberculöse Conglomerate und die tuberculöse Infiltration ohne Excavationen nicht lange bestehen, so kann man, ohne Gefahr des Irrthums in allen Fällen, wo die Tuberculose einige Zeit gedauert hat, Excavationen diagnosticiren . . . . man findet überhaupt viel mehr Excavationen, als durch die auscultatorischen Zeichen angezeigt wurden.“

„Trotzdem mag das Ergebniss der in No. 6 dieser Wochenschrift von den Herren Sokolowski und Greiff mitgetheilten Untersuchungen über das Vorkommen elastischer Fasern im Auswurf der Lungenschwindsüchtigen viele Collegen, die sich nicht grade specieller mit dieser Frage befassten, überrascht haben. Es fehlte bis jetzt unseres Wissens ein ziffermässiger Maassstab des Vorkommens von Zerstörungen in der Lungenphthise, wie ihn die genannten Herrn geliefert haben. Die von ihnen gegebene Tabelle stellt freilich die relative Häufigkeit, den beliebten Procentsatz, nicht mit genügender Sicherheit fest, da die Auswahl der 70 Fälle eine willkührliche gewesen zu sein scheint. Die dankenswerthe Arbeit wurde hauptsächlich in der Absicht unternommen, zu entscheiden „inwieweit das Vorkommen von elastischen Fasern im Auswurf, resp. die bestehende Zerstörung des Lungengewebes im Einklange steht mit den Ergebnissen der phthisischen Untersuchung (Auscultation und Percussion).“ Eine jede wohlconstatirte Thatsache muss grade in unserer Disciplin, unbekümmert um den etwaigen praktischen Nutzen doppelt dankbar aufgenommen werden, und darum zögern auch wir nicht, die Resultate eigener mikroskopischer Untersuchungen auf gleichem Gebiete als eine Ergänzung resp. Erweiterung der von den Görbersdorfer Collegen gemachten Mittheilungen hiermit in knappster Form zu geben. Da die Arbeit vorläufig nur den Zweck verfolgte, der procentarischen Häufigkeit der Zerstörungsprocesse nachzugehen, so ist dieselbe zusammen mit jener wohl geeignet, das statistische Verhältniss einigermassen festzustellen.“

„Wir haben, um von vornherein jedem Einwurfe willkührlicher Auslese zu begegnen, von einem gegebenen Zeitpunkte an den Auswurf jedes unserer Anstalt zugehenden Phthisikers untersucht und dabei jedem Bedenken etwaiger Beobachtungsfehler durch die strengste Controle die Spitze abgebrochen. Eine Verwechselung mit zufälligen Beimischungen oder die falsche Deutung eines Bildes ist nicht denkbar, da wir ausser den ersten 10—12 Fällen nur noch ganze Fasergerüste, förmliches Alveolargebälke als beweiskräftig gelten liessen. Der geübte Untersucher ist meist in der Lage, schon aus der makroskopischen Anschauung des Auswurfs mit sehr grosser Wahrscheinlichkeit auf die Anwesenheit elastischer Fasern zu schliessen und wir verzichteten daher, schon um der Reinheit der Bilder willen, auf jede complicirte Präparationsmethode und können, Uebung allerdings vorausgesetzt, nicht sagen, dass das gewöhnliche einfache Verfahren ein besonders zeitraubendes sei."

„Es wurde also auf diese Weise der Auswurf von 110 Phthisikern untersucht, so wie sie in die Anstalt eintraten und sind wir dabei, trotz aller, die landläufigen Annahmen von vornherein weit überschreitenden Erwartungen zu Resultaten gekommen, die uns in hohem Maasse frappirten."

„Zum besseren Verständniss der beistehenden kleinen Tabelle schicken wir voraus, dass die Fälle in 3 Gruppen eingetheilt sind:

I. In solche, bei denen die genaueste Untersuchung nur die Zeichen der Infiltration wahrnehmen liess.

II. In solche, bei denen ein stärkeres, klingendes Rasseln mit wenigstens mittelgrossen Blasen ein hartnäckiges lautes Knacken oder bronchiales Knarren bis zur zweiten Rippe schon an sich den Verdacht auf Excavationen rechtfertigten.

III. In solche, bei denen die Höhlensymptome den Forderungen des Handbuches durchaus entsprechen, wo auch die Zerstörung dem Ohre unzweifelhaft manifest war.

Gruppe	Zahl der Untersuchten	Elastische Fasern im Auswurf bei	Keine elastischen Fasern im Auswurf bei	Procentsatz der mikroskopisch erwiesenen Zerstörungen
I	42	34	8	81 Proc.
II	46	43	3	93,5 „
III	22	22	—	100 „
Summa	110	99	11	90 Proc.

Bemerken wir in weiterer Erläuterung dieses auffallenden Ergebnisses, welches das von den obengenannten Collegen noch um 15 Proc. übersteigt, dass unter den 11 Fällen ohne Fasern 3, uns aus früherer Zeit her als unzweifelhaft cavernöse bekannt sich befinden, so steigt dasselbe noch mehr zu Gunsten der Zerstörungsvorgänge (nahezu 93 Proc.). Auf Grund dieser Thatsache und der Erhebung über die Dauer der Erkrankungen, soweit sie sich mit einiger Sicherheit feststellen liess, kommen wir zu der wohlgerechtfertigten Annahme, dass jeder Phthisiker, dessen Krankheit länger als 8—10 Wochen besteht, fast mit Gewissheit Destructionen oder deren Residuen in seiner Lunge trägt. Mit anderen Worten, jede chronische Phthise implicirt fast mit Sicherheit vorhandene oder geheilte Cavernen. Damit wird die Prognose in erheblicher Weise berührt, nicht weniger die zur Ausheilung der fraglichen Prozesse nothwendige Zeit. Es liegt darin eine gewichtige Stütze für die, namentlich von Anstaltsärzten so ernsthaft verfochtene Verlängerung der landesüblichen Kurdauer von 6—8 Wochen. Wirkliche Heilungen in einer solchen Zeit gehören, schon nach den einfachsten physiologischen und pathologischen Kenntnissen zu den durchaus unwahrscheinlichen, jedenfalls höchst seltenen Vorkommnissen.“ —

Ich habe diesen Auslassungen hier nur wenig hinzuzufügen. Es geht aus ihnen zur Evidenz hervor, wie nothwendig die genaue Untersuchung der Sputa ist, um eine genaue Vorstellung vom Stande der Krankheit zu bekommen. Und nach diesem hat sich natürlich wieder das Verhalten des Arztes und des Kranken zu richten. Es ist somit erwiesen, dass Cavernen im wissenschaftlichen Sinne, die fast ausnahmslos zur Behandlung kommenden Objecte sind. Die Caverne gewinnt und verliert hiernach, entgegen den seitherigen Anschauungen, an Bedeutung. Sie gewinnt diese, da ihre Häufigkeit eine ungleich grössere ist, als man seither annahm, sie verliert an Bedeutung insofern, als ihre Heilbarkeit bedeutender sein muss, als man glaubte. Entscheidend für die Wichtigkeit der Caverne sind ihre Grösse und ihr Sitz. Diese können die völlige Ausheilung zu einer ausserordentlich langwierigen machen. Aber auch solche von geringerer Grösse, deren Existenz nur aus einem hartnäckigen Knacken oder Knirren vermuthet werden konnte, habe ich durch 1—2 Jahre hindurch in ihrer langsam destruirenden Arbeit verfolgen können. So konnte ich während eines Zeitraumes von 20 Monaten, in dem mir eine, im Verhältniss zu meinen Kräften ausserordentlich schwere Arbeitsleistung oblag und der zweimal durch acut fieberhafte Erkrankungen (Pleuritisexsud. und Pleuropneumonie) unterbrochen war, bei meist gutem Befinden zu jeder Zeit und in jedem beliebigen Sputum ganze Alveolarnetze nachweisen, ohne dass geübte Untersucher etwas anderes in meiner Lunge finden konnten als ein spärliches, nur zeitweise vorhandenes, mittelblasig-klingendes Rasseln im 2. Intercostalraum rechts. Nicht selten habe ich bei Menschen, die sich völlig geheilt glaubten und die bei vortrefflichem Befinden und Aussehen nur ein, zuweilen in mehreren Tagen nur ein spärliches (allerdings eitriges) Sputum leicht ausstiessen, Faserreste, oder in kleine Detritusklümpchen gebettete Faserknäuel gefunden. Dass solche Individuen trotz aller gegentheiliger Anzeichen immer noch in einer gewissen Gefahr schweben und demgemäss zu behandeln sind, ist ohne Weiteres klar. Begreiflich ist natürlich auch, dass für solche Fälle — und das sind die meisten — eine gewöhnliche Kurdauer von zwei bis drei Monaten nicht ausreicht zur sicheren Ausheilung, und dass weder Aerzte noch Patienten sich durch ein sonst gutes Befinden und Aussehen zu einem Abbrechen der Kur verleiten lassen dürften. Man sollte dem Arzte, dem man einmal das Vertrauen der Behandlung geschenkt, und der den ganzen Verlauf aufmerksam verfolgt hat, die Bestimmung überlassen, ob eine genügende Sicherheit erreicht sei.

Die Behandlung der entzündlichen pneumonischen Zwischenfälle und der Pleuritiden kann ich hier füglich übergehen, sie ist nach dem heutigen Stande unseres Wissens ein Gemeingut der Aerzte. Ich möchte, als hierhergehörend mir nur gestatten auf die häufigere Verwendung des s. g. Priessnitz'schen Verfahrens aufmerksam zu machen, sowie auf die localen und allgemeinen, einfachen oder medicamentösen Frottirungen und Massagen bei mässigem Bruststechen, Zerrung der Adhäsionen, Hyperämien, örtlichem Drucke oder allgemeiner Beklemmungen. Nach der Application von Senfpapieren lasse ich immer einige Zeit ein entsprechendes Stück weicher Verbandwatte tragen und diese nur allmälig wieder entfernen. Diese Verordnung ist mir empirisch als wohlthätig erschienen; es ist fraglich, ob dadurch, weil die Hautgefässe für eine Zeit lang ihre normale Contractionsfähigkeit verloren haben, also schutzlos sind, oder ob durch die fortgesetzte Warmhaltung die locale Hyperämie unterhalten wird.

Blutung. Was das Kapitel der Blutungen betrifft, so will ich nur bei einigen Fragen kurz verweilen.

Der Auswurf einzelner blutiger oder blutgefärbter Sputa hat eigentlich als solcher, bei sonst ungestörtem Befinden keine weitere Bedeutung, man muss sich sogar bei der Beschaffenheit des entzündeten Organes über die relative Seltenheit dieses Vorkommens wundern. Der Grund hierfür liegt jedenfalls in der durch das entzündliche Infiltrat gesetzten Obliteration der Gefässe. Die Anfangsstadien dieser s. g. Prophylaxe der Natur beruhen bei den Arterien (Virch. A. B. 77 Pauli) auf einer Endarteriitis, indem die Schichte zwischen Endothel und Membr. fenestr. in ein Granulationsgewebe umgewandelt wird, das aus massenhaften ovalen Zellen und neugebildeten Capillaren besteht. Im weiteren Verlaufe ändert jenes seinen Charakter, die jungen Capillaren obliteriren und das, in concentrischen Ringen sich lagernde Bindegewebe nimmt zu, wodurch das Gefäss ein fibröses Aussehen bekommt. Der Verschluss desselben soll nur, wenn das Endothel mechanisch verletzt ist, durch einen eigentlichen Thrombus, sonst durch das, wie eine Narbe zusammenschrumpfende Granulationsgewebe bewerkstelligt werden. Bis zu diesem definitiven Verschluss, der erst erfolgt, wenn der Zerstörungsprozess ganz nahe an die Intima herangetreten ist, bleibt ein freies Lumen des Gefässes, wodurch dem Blute lange ein freier Durchgang gestattet ist, ein Umstand, der für die Erhaltung der betreffenden Partien von hoher Bedeutung ist.

Eine Blutung wird erfolgen, entweder bei Eröffnung kleinerer oder grösserer arterieller Gefässe und zwar, meiner Meinung nach, selten durch Ueberdruck, sondern fast immer nur in Folge destructiver Vorgänge, die räumlich ausserordentlich beschränkt sein können; oder aber sie erfolgt durch Stauung, und zwar wird diese vorzugsweise im Capillargebiet und den Anfängen der venösen Region zu suchen sein. Schliesslich kann eine Färbung der Sputa durch Diapedesis einzelner rother Blutkörperchen zu Stande kommend gedacht werden. — Die mich bei der Behandlung leitenden Gesichtspunkte, die natürlich nur eine Wahrscheinlichkeitsdiagnose zulassen, sind kurz folgende: Treten bei völligem Wohlsein Sputa auf von durchaus homogener Färbung, in der Nuance orange — rosa oder bräunlichroth, ist also der Blutfarbstoff mehr oder weniger aufgelöst, so ändere ich an dem bisherigen Verhalten der Kranken gar nichts; für meinen Theil ignorire ich sie soweit, dass ich die Betreffenden nur vor Excessen jeder Art warne. Ist die Blutfarbe deutlicher ausgesprochen in dem immer noch vermischten dunkelbraunrothen Sputum, bestehen eine gewisse Oppression über die ganze Brust oder nur eine Seite, ein nicht ganz befriedigtes Athembedürfniss, ohne Erregung des Herzens, so nehme ich eine grössere Stauung an und verordne Ableitung auf die Haut (trockne Schröpfköpfe, Sinapismen, Priessnitz, starke Frottirungen), lasse selbst die Douche nicht aussetzen. Besonders hülfreich erweist sich grade bei diesen Zuständen das tiefe Athmen, ein mässiges, methodisches Bergsteigen. Bezüglich der Wirkung der Athmung auf den Kreislauf müssen wir bedenken, dass bei der tiefen Inspiration die Capacität der Lungengefässe in Folge der Druckverminderung zunimmt und das Blut für die Dauer einiger Herzschläge in denselben zurückgehalten, oder in ihnen angehäuftes dem linken Ventrikel zugeführt wird (Zuntz). Der Vorgang der Entlastung der gestauten Pulmonalvenen bei tiefen Inspirationen ist leicht verständlich, und die Verordnung dieser im entsprechenden Falle gewiss rationell. Jene sind bei mässigem Steigen am natürlichsten und bequemsten auszuführen.

Werden hellrothe Sputa aus mehr oder weniger reinem

Blute ausgeworfen, besteht Frequenz, Härte und Gespanntheit des Pulses, so nehme ich auch bei mässigen Quantitäten eine arterielle Blutung an (obgleich es eine solche nicht sein muss) und instituire ein sehr vorsichtiges Verfahren, da man hier am wenigsten weiss, welchen Umfang der Blutaustritt nehmen kann. Je nach dem Grade der Erscheinung wende ich dann, ausser absoluter Ruhe, den ganzen, leider so oft im Stiche lassenden gebräuchlichen Apparat an: Ergotin, Blei, Eis, Beruhigung der Herzthätigkeit, kühle blande Diät u. s. w. — Als das beste Hämostaticum erweist sich in vielen Fällen das Morphium. Seiner Verwendung hat aber eine sehr sorgsame Erwägung der Umstände vorauszugehen, ebenso der Verordnung, ob der Hustenreiz zu unterdrücken oder demselben freier Lauf zu lassen ist.

Ich muss gestehen, dass ich bei stärkeren Blutungen oft einige Zeit recht im Zweifel bin über diese Punkte. Ist die Ergiessung eine noch mässige, gerinnt das Blut rasch und finde ich bei der Auscultation nur unter einer beschränkten Stelle dünnflüssiges Rasseln, so gebe ich dreist Morphium und lasse den Hustenreiz durch Willenskraft, Eispillen, Eismilch und Eiswasser unterdrücken in der Absicht, gewissermaassen einen kleinen Bronchialthrombus zu erzielen, dessen Expectoration doch später zu erwarten ist. Fliesst aber das dünne Blut augenscheinlich zurück, ist Aspiration nach anderen Regionen durch verbreitetes Knistern und feines Rasseln zu constatiren, besteht eine stärkere Spannung in der Brust, so fordere ich unbedingt zum Husten auf und gebe kein Morphium. Denn wenn auch das zurückfliessende Blut viel seltener eine Art Fremdkörper-Pneumonie veranlasst als viele annehmen, so haben doch verschiedene Beobachtungen mich von der Möglichkeit dieses Vorganges überzeugt. Eine nachfolgende Verdichtung in einem ganz anderen, seither gesunden Lappen mit hohem Fieber, ist bei Ausschluss anderer Wahrscheinlichkeit kaum anders zu deuten, namentlich wenn die eigentliche Quelle der Blutung gleich im Anfange festgestellt und der weitere Vorgang auscultatorisch verfolgt werden konnte. Dem instinctiven Bestreben mancher fassungslosen Kranken, das Blut gewaltsam zurückzuhalten, habe ich mehrmals völlige Suffocation folgen sehen. Ich habe bei zweien, die bereits blau und pulslos geworden, durch rücksichtsloses Eingehen mit den Fingern bis tief in den Schlund und Kehlkopf lange Würste geronnenen Blutes entleeren sehen. Der Eine starb zwar wenige Wochen später, der Andere aber, der unbedingt dem Tode verfallen schien, lebt noch heute nach 3 Jahren.

Unter den speciellen therapeutischen Maassregeln verdienen noch zum Schlusse zwei, häufig in Anwendung gebrachte eine eingehende Würdigung. Es sind dies die Athemgymnastik und das Bergsteigen, die ich hier mehr unter einen Gesichtspunkt stellen will. — Ich habe in Vorstehendem schon öfter auf den häufigen Mangel strenger, physiologischer Selbstkritik unserer Heilversuche gegenüber der concreten pathologischen Erscheinung hingewiesen, so dass es mir widerstrebt die Anklage hier zu wiederholen. Und doch erweist sich gerade an den in Rede stehenden Punkten die nicht seltene Einseitigkeit der Anschauung am besten. Bei der Verordnung des Tiefathmens, des Bergsteigens wird häufig sehr allgemein verfahren, man überlässt zu sehr den Kranken aller Stadien, sich ihr Maass selbst zu wählen. Man hat dabei zu ausschliesslich ein Organ, die Lunge im Auge, man denkt mit einer gewissen Befriedigung an die Lüftung und Wiedergewinnung lange brach gelegener Räume, und glaubt, dass da des Guten nicht genug geschehen könne. Man vergisst aber dabei den ausserordentlich innigen Connex des

Athemgymnastik, Bergsteigen.

Athmungsorgans mit dem der Circulation, dem Herzen, man denkt nicht an die Abhängigkeit beider von einander, die so gross ist, dass beide functionell gar nicht gesondert zu betrachten sind. Jede Veränderung in dem Zustande oder der Leistung des einen reflectirt so unmittelbar in dem Verhalten des anderen, dass sie in der That in dem hier zu besprechenden therapeutischen Sinne nur als eins angesehen werden müssen.

Es ist hier nicht der Ort, sich des Weiteren über die Jedem geläufige Physiologie der Brustorgane auszulassen, und eben desswegen ist eine wissenschaftliche Begründung der Athemgymnastik bei Lungenkranken überflüssig, sie ergibt sich von selbst aus den Elementen der Physiologie und Pathologie der genannten Organe. Meine Absicht ist nur, eine kurze Erörterung einzuleiten über die schädlichen Folgen, die ein planloses Bergsteigen, welches letztere zu häufig in einer unbestimmten nicht genug individualisirenden Weise verordnet, jedenfalls aber noch häufiger sinnlos ausgeführt wird, auf das Herz haben kann und in seiner Rückwirkung auf die kranke Lunge und den übrigen Organismus haben muss. Meiner Erfahrung nach ist nicht so sehr der Zustand der Lunge, sondern der des Herzens in erster Linie ausschlaggebend über das Wie und Wann der fraglichen Verordnung. Denn wir haben es beim Steigen nicht mit einer Mehrarbeit der Lunge im rechten Sinne des Wortes zu thun; die Lunge, eigentlich nur eine Art Gasfilter, arbeitet nicht selbst, sie ermüdet also auch nicht, die relative Nervenarmuth meist schon auf ihre passive Stellung hin. Ihre Function ist Effect der Arbeit anderer Organe. Wohl aber haben wir es mit einer Arbeit des gesammten Muskelsystems, vor Allem des Herzens und der Thoraxmuskeln zu thun, deren Erschöpfung sich sofort in localen und allgemeinen Störungen, namentlich in denen des Centralnervensystems geltend macht.

Ich habe, trotzdem ich seit längerer Zeit auf diesen Punkt achte und ihn bei meinen Verordnungen nachdrücklichst zur Geltung bringe, jährlich wiederholt Gelegenheit, in allen ihren klinischen Symptomen ausgesprochene Fälle von Ueberanstrengung des Herzens zu beklagen, in Folge von missbräuchlicher Kraftleistung, die dem Gesunden unbegreiflich klein erscheinen mag. Es ist wohl zu verstehen, wie viel häufiger Störungen, jawohl völlige Misserfolge der Kur bei weniger beaufsichtigten Kranken aus diesem Grunde vorkommen müssen. Die Ursache wird dann selten am wahren Punkte gesucht; die unbegreifliche Schwäche und Nervosität werden dann wohl auf das nicht zusagende Klima oder die Kur geschoben, wobei man sich um so leichter beruhigt, als selbst viele Aerzte nicht genug Zeit und Neigung haben, die labyrinthischen Gänge einer sorgfältigen Aetiologie bei jeder concreten Erscheinung rückwärts zu wandern. Ich glaube mir den Dank derjenigen Collegen, die vielleicht auf diesen Punkt noch nicht aufmerksam geworden waren, zu verdienen, wenn ich hier nochmals nachdrücklichst betone, dass wir in dem Verhalten des Herzens mit seinen leicht zu übersehenden Consequenzen den sichersten Maasstab für die Zulässigkeit und Grösse einer Anstrengung finden, und dass dieser Gesichtspunkt einen grossen Theil des Freilebens der Phthisiker beherrscht. Das Studium des Herzens und Pulses kommt bei jedem in die Kur tretenden Kranken zum Recht, lange bevor den kleineren Schwankungen des Lungenprozesses besondere Beachtung geschenkt wird. Denn auf jenes kann ich mehr oder weniger direct einwirken, auf diesen kaum.

Ueberanstrengung des Herzens.

Die erste Zeit der Kur lasse ich den Kranken lieber etwas zu viel, als zu wenig Ruhe halten. Sind die Herzschwäche oder die Blutarmuth hochgradig und sofort sicher zu constatiren, so wird bei intensiver, rationeller Ernährung jede Bewegung auf das Nothwendigste beschränkt und der ganze Tag auf einem bequemen Ruhebett im schattigen, windgeschützten Freien oder im Wintergarten verbracht. Die leichte Ermüdbarkeit des Herzmuskels stellt sich oft erst heraus, nachdem die ersten kleineren Steigversuche den Patienten dreister gemacht haben; es ist daher gerade in der Anfangszeit strenge Controle geboten.

Die Anstrengung darf, grade wie bei der Douche, nur von angenehmen Nachwirkungen gefolgt sein, und ist nur in diesem Falle eine allmälige Erweiterung der Gänge, eine Steigerung der Bewegungsarbeit gestattet und zwar nach dem Principe: lieber öfter und kürzer als selten und zu lange. Stellen sich aber nach einem Gange Blässe der Haut mit einem leichten Anfluge von Cyanose, Neigung zu Schwindel und zum Gähnen, leichte Athembeklemmung, Unbehagen und eine mehr oder weniger lästige Empfindung in der Herzgegend (die von jedem Patienten anders beschrieben wird) mit frequenter kraftloser Action des Herzens ein, so ist sofort absolute Ruhe anzuordnen. Man muss aber schon alle weiteren Gehversuche verbieten, wenn auch nur einzelne dieser Symptome ausgeprägt oder andeutungsweise vorhanden sind. Ein einziger stark strapazirender Marsch in die Berge, zu dem sich der Patient im Freudegefühl der kommenden Kräfte zu früh verleiten liess, wirft denselben oft wieder total zurück. Zuweilen wird der Schaden durch einige Tage grosser Ruhe allerdings wieder ausgeglichen. Der Unfall ereignet sich häufiger bei Frauen, als bei Männern, da bei jenen die Bedingungen der Anämie und Herzschwäche mehr gegeben sind. Nicht bloss länger dauernde Ueberanstrengungen führen zu dem Leiden, sondern es genügt eine einmalige, unverhältnissmässige Leistung, wie die Literatur über diesen Gegenstand erweist (J. Seitz, Peacok, Albutt, Thurn u. A.). Das sog. irritable heart scheint in sehr vielen Fällen nur seinen Grund in dem Missbrauch der Leistungsfähigkeit dieses Muskels zu haben. Zu anatomischen Veränderungen führen nur fortdauernde Ueberanstrengungen, ich habe dieselben nie eintreten sehen, da in den von mir beobachteten Fällen ausgiebigste Ruhe bis zur völligen Restitution die Veranlassung hierzu beseitigte.

In ihren mässigen Graden findet die Störung ihre Analogie in denen der Blase nach übermässiger Ausdehnung; die Dilatation der Ventrikel wird ja dadurch hervorgebracht, dass die Pulsationskraft nicht mehr genügt, die sich immer mehr füllenden Herzhöhlen zu entleeren. Zum Beweise der Richtigkeit meiner Behauptung und der Wichtigkeit dieser, bei den Phthisikern nicht seltenen Störung mögen einige, ganz flüchtig skizzirte Beobachtungen dienen: Frau B. eine grosse, mächtig gebaute Dame erkrankte nach enormen Blutverlusten im Wochenbette an Phthisis, die rasch einen ausserordentlich destruirenden Charakter annahm, wodurch die bestehende Anämie und Muskelschwäche noch gesteigert wurden. Sie reagirte auf das Anstaltsregime ganz ausgezeichnet, so dass sie eine rechte Freude der Aerzte war. Es lagen indess die unzweideutigsten Zeichen vor, dass mit dem raschen Sinken des Fiebers und der sich bessernden Gesammternährung die Kraft des Herzens nicht gleichen Schritt hielt. Desswegen strenges Verbot jeder stärkeren Bewegung; Entfernung vom Hause und Zeitdauer wurden genau vorgeschrieben. Trotzdem liess sich Patientin eines Tages, im November, durch einen schwärmerischen Naturfreund verleiten, einen nahen Aussichtspunkt ersteigen zu wollen. Sie erreichte den erstrebten Gipfel nicht, sondern stürzte nach kaum 10 Minuten ohnmächtig und in Schweiss gebadet nieder und wurde mit Mühe zurückgeschafft. Alle Erscheinungen der Ueberanstrengung des Herzens. Von da ab war der gute Pfad verlassen, die Errungenschaften gingen rasch verloren, der weitere Kurerfolg war ein durchaus negativer; Tod im folgenden Jahre.

Eine andere, wenig lungenkranke aber sehr lebhafte Patientin, Frau R. klagte bei ihrem Eintritt über Nervosität, Weinerlichkeit, Druck in der Magengegend. Sie wollte den Hinweis auf chronische Herzermüdung und die darauf basirte Verordnung nicht acceptiren und fügte sich erst mit Erfolg der ärztlichen Anweisung, nachdem sie dreimal, in allen möglichen Zuständen von Spaziergängen, die eine Viertelstunde nicht überschritten, nach Hause geschleppt worden war.

Bei einer dritten Patientin, Frau Dr. N., die sich bereits im dritten Monate einer, im Verhältniss zur Erkrankung ungemein erfolgreichen Kur befand, zeigten sich nach einem einzigen anstrengenden Gange (die zweite Hälfte bergan) ausser den gewöhnlichen Symptomen noch quälende psychische Zustände und sehr unruhiger Schlaf. Erst nach einer Reihe von Wochen grösster Ruhe konnte wieder an die Lebensweise vor dem Anfalle angeknüpft werden.

Wie sehr selbst kurze aber hochfieberhafte Erkrankung die Herzkraft relativ kräftiger Personen alteriren kann, soll noch zum Schluss folgende Beobachtung beweisen: Frau Br. hatte während dieses Sommers eine chronische Pneumonie des linken Oberlappens fast bis auf die letzten Reste verloren und ein ausserordentlich blühendes Aussehen, sowie eine Leistungsfähigkeit gewonnen, die kaum mehr einer Controlle unterfiel. Auf einige Tage, unter Widerstreben meinerseits, zu den jüdischen Feiertagen nach Hause entlassen, kehrte sie mit Fieber über 39°—40,1° C. und den Erscheinungen einer diffusen Pleuropneumonie des linken unteren Lappens zurück. Das ständig hohe Fieber schwand schon nach 10 Tagen und nach Ablauf der dritten Woche war auch local nichts mehr nachweisbar. Noch in der Reconvalescenz, wurde, trotz strengen Verbotes ein

Gang auf den benachbarten Moritzfelsen (15 Minuten) gewagt. Weinerliches Wesen, Blässe des Gesichtes, Druck in Herz und Magengegend sowie eine ungemeine Erschöpfung zwangen zum Geständniss der von mir gleich vermutheten Uebertretung, welche mir hatte verheimlicht werden sollen. Es bedurfte mehrerer Wochen zum Ausgleich.

Derartige Zufälle werden gewiss häufig in ihrer Ursache übersehen und demgemäss nicht völlig rationell behandelt. Es geht auch hieraus hervor, wie nahe die Grenzen des Nützlichen und Schädlichen zusammenliegen und wie unerlässlich das stets wachsame Auge des Arztes ist.

Was das Tiefathmen anlangt, so hat es immer in sehr mässiger Weise und in Rücksicht auf den Zustand des Herzens und der Lungenerkrankung zu geschehen. Der Kranke soll darauf bedacht sein, recht oft am Tage einzelne tiefe Athemzüge mit geschlossenem Munde zu machen. Beim Gehen und Steigen lasse ich alle 2—300 Schritte mit Aufmerksamkeit 6—8 ausgiebige Respirationen in der Art ausführen, dass je nach der Lungencapacität 2—3 Schritte auf eine In- und ebensoviel auf eine Exspiration kommen. Bei Brustschmerzen, die ihren Grund in Muskelweh oder in einer Zerrung der Adhäsionen haben, muss für den Tag ausgesetzt werden. Ebenso gibt ein gewisses Schwindelgefühl und eine Spannung in der Brust den Aufschluss, dass man zu viel gethan hat, Allmälig steigert sich die Fähigkeit tief zu athmen mehr und mehr, der Kranke merkt, dass er ohne Herzklopfen und frequentere Respiration einen grösseren Raum in der gleichen Athemphase zurücklegt, freut sich dessen und gewöhnt sich mit Eifer an die wohlthätige Uebung. Der Nutzen des Tiefathmens liegt nicht allein in der Ventilation der Lunge, der Beschleunigung des Gaswechsels, sondern bei Vielen in einem

Methode des Tiefathmens.

Wiedererstarken der Thoraxmuskeln, besonders der oberen Apertur, deren halbatrophischer Zustand eine Semiatelectase der Spitze und damit das disponirende Moment der chronischen Pneumonie gesetzt hatte. Auch der etwaigen Verwachsung rigider oder verknöcherter Rippenknorpel mit dem Brustbein, gleichfalls ein disponirendes Moment (A. Freund) muss durch grössere Leistungsfähigkeit der oberen Thoraxmuskeln ein wirksames Hinderniss entgegengesetzt werden.

Kritik der dargelegten Methode.

Die in Vorstehendem dargelegten therapeutischen Anschauungen, welche ja nicht das Ganze der Phthisisbehandlung erschöpfen wollen, erweisen dem unbefangenen Leser unschwer zweierlei. Einmal das Bestreben, allen Heilversuchen eine möglichst klare physiologische oder vielmehr physiopathologische Basis zn geben, und dann, für diese Heilversuche durch die persönlichste moralische Einwirkung des Arztes bis in die letzten möglichen Consequenzen den nothwendigen Nachdruck zu verschaffen. Was den ersten Punkt betrifft, so müssen die gegebenen Darlegungen für sich selbst sprechen, eine weitere Amendirung könnte kaum Neues bringen. Sie sprechen schon in dieser Form hinlänglich aus, dass unser Handeln zwar aus der wissenschaftlichen Theorie zu deduciren ist, dass diese aber nicht ein luftiger Bau von Hypothesen sein, nichts mit Hoffnungen und Wünschen, mit anfechtbaren Traditionen zu thun haben darf, sondern einer strengen Kritik Stand halten, zum allermindesten das Resultat streng kritischer Erfahrung sein soll. Es ist, soweit es in dieser bescheidenen Umgrenzung des Gegenstandes möglich war, der Versuch gemacht worden, aus der bequemen aber unfruchtbaren Unklarheit der Begriffe herauszukommen und unser Thun gegenüber der Phthise, wenn auch auf die allereinfachsten so doch möglichst gesicherten Normen zurückzuführen. Es ist einleuchtend, dass in dem Verzicht auf jede Art specifischer Mittel gegen die so übermächtige Lebensfeindin, erst das Resultat einer fast schmerzvollen Resignation enthalten ist. Es ist ferner einleuchtend, dass durch die Zurückführung einer Therapie auf die allereinfachsten, selbstverständlichen Ausgangspunkte, und durch die zur Erreichung des Zieles nothwendige Belastung des Arztes und des Kranken der Methode fast ein Vorwurf erwächst. Man wird sagen, diese Methode ist nichts anderes, als die wirkliche stricte Durchführung hippokratischer Gebote. Sie ist auch im Grunde kaum etwas anderes, aber unterstützt von all den Kenntnissen und Hülfsmitteln, welche die Errungenschaften einer zweitausendjährigen Wissenschaft und Kunst bilden. Diese Methode macht ausserdem den Versuch, in Anbetracht der Chronicität des Uebels und der relativen Freiheit, die dasselbe dem Betroffenen lässt, einer speciellen Lebenslehre wissenschaftliche Unterlage und Geltung zu verschaffen, welche bei weiterem Ausbau die Hygiene des Phthisikers genannt werden könnte. Unter Aufgeben der meisten, an bestimmte Luft- und Wasserarten geknüpften überschwänglichen Hoffnungen, unter Verzicht auf die Superiorität specifischer, immanenter Eigenschaften bestimmter Klimate, die gerade den Phthisiker dauernd, auch nach der naturnothwendigen baldigen Gewöhnung und Anpassung zu Gute kommen sollen, stellt sie Arzt und Patienten mehr auf sich, und erwartet von deren Einsicht, Können und Wollen mehr als von Allem anderen das Gelingen. In der klugen, immer dem Momente angepassten Lebensführung des wohlberathenen Kranken, in normalen, klimatischen und hygienisch-diätetischen Verhältnissen, in der skrupulösen Ausnützung auch des kleinsten Vortheils, in der Ausschaltung auch der geringfügigsten Schädlichkeit, in der Nimmerermüdung beider Theile, in der wahren Menschenliebe und der

Fähigkeit des Arztes sich in alle geistigen und körperlichen Zustände des Kranken hineinzufühlen, in der Erziehung und der unbedingten, vertrauensvollsten Hingabe des letzteren, die einen felsenfesten Glauben schafft, keine Zweifel und Unruhe aufkommen, das Sprechzimmer zum Beichtstuhle werden lässt und schliesslich in der Möglichkeit, allen Verordnungen auch die Ausführung zu sichern, sieht sie das Wesentlichste der Phthisisbehandlung.

Alles andere betrachtet sie als mehr oder weniger günstiges, als mehr oder weniger angenehmes Beiwerk, das für sich allein Nichts schafft. — Diese Methode legt ganz besonderen Werth darauf, dass bei unserer, wie bei anderen schweren chronischen Krankheiten der Intestinal-, Sexual- und Centralorgane, der Hysterie, der Hypochondrie u. s. w., in denen ja das geistige Verhalten der Betroffenen eine so determinirende Rolle spielt, das psychische und moralische Element zwischen Arzt und Kranken mehr zur Geltung gebracht werde. Sie schliesst sich rückhaltlos den schönen Ermahnungen, die Beneke, der gleich bedeutende Forscher und Arzt, so eindringlich in dieser Beziehung ausspricht (Pathologie des Stoffwechsels S. 25 ff.) an und fordert deren Erfüllung. So lange es dem Arzte nicht gelingt, seine Fühlfäden in das gesammte Nerven- und Seelenleben seines Schutzbefohlenen einzusenken, ein Vertrauen zu gewinnen, welches da, wo Gründe nicht mehr gegeben oder verstanden werden können, zur starken Richtschnur des Handelns für diesen wird, so lange also nicht in gewissem Grade eine geistige und moralische Herrschaft gewonnen ist, so lange steht der Arzt nicht ganz auf der Höhe seiner Aufgabe. Sein noch so ernstes Wollen wird dann noch mehr, bis zur Unberechenbarkeit von ausschaltbaren Zufälligkeiten durchkreuzt.

Diese und alle die vorher genannten Bedingungen sind, wie ich glaube, nach Möglichkeit nur in Verhältnissen zu erfüllen, wie sie die Anstalt bietet. Ich stelle darum die Anstaltsbehandlung oder die Uebertragung der ihr eigenen Methodik auf den Einzelfall als diejenige hin, welche unter sonst gleichen Umständen die höchsten Chancen des Erfolges bietet. Zuzugeben ist, dass diese Chancen um so höher und sicherer sein werden, je günstiger in meinem Sinne die klimatischen Verhältnisse sind, d. h. je weniger hohe Anforderungen diese an die Umsicht des Kranken machen. Ich sage nicht „die Anstaltsbehandlung in Falkenstein", obwohl ich für diese zur Zeit das ernsteste und strengste Streben vindiciren darf — ich hoffe dass anderwärts und allerwärts dasselbe und einst noch Besseres geleistet werden wird, wenn ihr Prinzip einmal als das richtigere anerkannt ist. Ich habe mich nur so häufig auf Falkenstein und mich bezogen, weil die Exemplification auf sich, so bald sie nur vorurtheilsfrei geübt wird, allemal die beweisendere ist.

Ich weiss sehr wohl, dass es immer unbehaglich ist, in der Discussion den Gegner vor das Entweder — Oder zu stellen, völlige Annahme oder Ablehnung erzwingen zu wollen; die menschlichen Dinge lassen meist noch ein Drittes zu. Hier aber, in einer so lebenswichtigen Frage gibt es keinen anderen Compromiss als denjenigen, welche die Noth und Macht der Umstände erzwingen. Wissenschaftlich ist er aber sicherlich sowenig gerechtfertigt, wie etwa bei der Listerschen Methode, die mit der Aufgabe einer Cautele ihre Garantien verliert. Denn entweder ist bei der Behandlung der Phthise die Berücksichtigung aller der kleinen und kleinsten Punkte, auf die aufmerksam gemacht, nützlich, und dann ist sie, da es sich um das irdische Höchste handelt, sofort unerlässlich; oder aber, man kommt mit der seitherigen Usance der meisten Haus- und Kurärzte aus, das Verfahren dieser hat den gleichen Effect, — nun, dann ist das Letztere unstreitig für alle Theile bequemer, und ich habe mich dann seither recht unnöthig abgemüht. Ich kann leider mit Ruhe die Beweise der Gegner meiner Ansichten abwarten; ich sage leider, denn das Leben des wahren Anstaltsarztes ist noch viel mehr als das seiner Collegen in der freien Praxis ein sorgen- und mühevolles; wer möchte sich die Last nicht gerne erleichtern lassen!

Meinem Gefühle nach können sich die Zweifel weniger an die Berechtigung meiner Forderungen, als an die Möglichkeit ihrer Durchführung knüpfen. So weit es Menschen möglich ist, den idealen Geboten der Wissenschaft und der Pflicht nachzukommen, habe ich die Durchführbarkeit während einer Reihe von Jahren selbst erwiesen; es gehört nur das völlige Durchdrungensein von einer klaren Ueberzeugung dazu. Es ist ausserdem bekannt, dass die Schwierigkeit einer, als richtig erkannten Methode noch nie ihre Ausbreitung auf die Dauer hemmte; es fanden sich immer wieder Männer, die jene überwanden, was am besten die Geschichte der Chirurgie lehrt. Aber wie schon erwähnt, bedarf es in unserem Falle gar nicht so sehr besonderer Gaben. Ausser einer, selbstverständlich allgemeinen und medicinischen Durchbildung sind Menschenkenntniss, wirkliche Menschenliebe und eine tüchtige Arbeitslust erforderlich, Eigenschaften, die ja eine Praerogative grade unseres Standes sind. Der Büreaukratenfleiss, der zur bestimmten Stunde seinen Arbeitsrock an den Nagel hängt, findet allerdings in der Anstalt seine Rechnung nicht! —

Ein weiterer Vorwurf könnte noch der sein, dass es nicht gut bestellt sei mit einer Methode, die so sehr auf die Individualität des Arztes gestellt ist, ein Umstand, welcher ihrer Praeconisation ganz besonders hinderlich im Wege stehe. Auch hier kann ich auf die täglich constatirte Thatsache hinweisen, dass der richtige Erfolg in der ärztlichen Praxis sich zwar auf das Wissen stützt, dieses aber erst durch die Subjectivität seines Trägers fruchtbar wird. Der glückliche Praktiker, der bedeutende Kliniker, der kühne Chirurg haben ihre Stellung als solche, nicht weil sie Gelehrte sind, sondern verdanken ihre Lorbeern ganz wesentlich einer Summe persönlicher Eigenschaften, einem intuitiven, impulsiven Wesen, das mit dem eigentlichen Wissen nur in lockerem Zusammenhange steht. Dieses gibt jenem nur die sichere Grundlage, die richtige Verwerthung hängt allein an persönlichen Eigenschaften und Fähigkeiten. Dieses Persönliche im Arzte ist grade das, was wir Kunst nennen; sie feiert ihre Triumphe im Vereine mit einer hohen Zielstrebigkeit des Charakters, der sich geltend macht bis in die geringfügigsten ärztlichen Handlungen. Der Eine verordnet, was das Handbuch vorschreibt und muss beim Misserfolg vor dem ärztlichen Forum freigesprochen werden, der Andere sucht, combinirt und kommt zum Ziele — der Eine sticht bei einer indicirten Punction zweimal ohne Erfolg ein und hat seine Pflicht gethan, der Actionstrieb des Anderen ruht nicht, er sticht drei- viermal und fördert endlich den fiebererregenden Eiter zu Tage. Der Letztere ist der Bessere; das Bessere an ihm kann er aber nicht vererben, übertragen, es ist eben das Persönliche. — Da die Medicin keine positive, mathematische Wissenschaft sondern auch noch ein gutes Theil Kunst ist, so hängt der Erfolg jeder Methode an der Persönlichkeit.

Nicht selten wird als ein Hinderniss der Anstaltsbehandlung die Nothwendigkeit des Zusammenbringens einer grösseren Zahl von Phthisikern verschiedener Stadien angesprochen. Es wird dabei auf den deprimirenden Eindruck hingewiesen, dem Leichtkranke durch den Anblick Schwerkranker ausgesetzt seien, und im Hintergrunde lauert ausserdem bei Manchem noch die Furcht vor Ansteckung. Was den ersten Punkt anlangt, so Anstaltsleben.

kann ich nur sagen, dass die etwa vorhandene Scheu fast immer in den ersten Tagen bereits überwunden ist. Es ist bezeichnend, dass es zumeist Schwerkranke sind, die in ihrer vollkommenen Verblendung über den eigenen Zustand wegen des elenden Aussehens oder der Schwäche anderer Leidensgenossen Schwierigkeiten machen. Ein rücksichtsvoller Hinweis darauf, dass sie ja Alle an derselben Krankheit, nur in verschiedenen Stadien leiden, die Anregung des, auch in dem Egoisten schlummernden, so menschlich schönen Theilnahmegefühls, des taktvollen Mitleids und schonender Rücksicht, die Jeder von dem Gesünderen zu fordern berechtigt ist und auch wirklich überall fordert, besonders aber die Gewöhnung, welche ja so sehr von dem meist sanguinischen, schwer an einem Punkte haftenden Temperamente unterstützt wird, lassen nie im Stiche. Gar häufig schlägt sogar die Anfangsstimmung ins volle Gegentheil um; man hat dann wohl Menschen, die bei ihrem Eintritt recht herzlos erschienen, bald von allzu eifrigen Samariterdiensten an Anderen abzuhalten. —

Das gesellige Leben der Anstalt, das Angewiesensein auf einander gewinnt, wenn nicht zufällig gar zu disparate Elemente zusammengewürfelt sind, bald einen Anstrich herzlicher Familiarität und zwanglos-heiteren Verkehrs. Diese finden ihren besonderen Ausdruck in den bekannten Anstaltsfreundschaften, die nicht selten in dem späteren Privatleben eine stete Weiterpflege finden. Auch für die Anstalt und ganz besonders für diese gilt was Braun (Balneotherapie S. 30 ff.) von dem wohlthätigen Einfluss des Kurlebens auf das Gemüth des Kranken sagt: „Wie er selbst, so haben auch die Genossen, die er antrifft, aus ähnlichen Verhältnissen wieder zur Natur sich gefunden, und auch der Verkehr unter einander ist frei und frisch und losgelöst von den Schranken des gewohnten Lebens. Was man oft längst verlernt hat, das Glück, im Anderen sich selbst zu geniessen, findet sich wieder; und sogar der arme egoistische Hypochonder geht aus sich heraus und interessirt sich für Andere. — Sogar Schwerleidende erfahren diese Wohlthat. Für sie ist in dieser Beziehung das Hauptmoment die Entfernung des Gemüthes aus Verhältnissen, welche entweder die Krankheit erzeugten, oder deren drückendes Gleichmass nicht im Stande war, die zur Genesung erforderliche organische Leistung zu unterstützen. Zu Hause, in dem Kreise des gewohnten Lebens ist dem Kranken sein Leiden meist der Mittelpunkt der Existenz und seines Interesses; jede gewohnte Beziehung zu den Verhältnissen und den Menschen ist durch die Krankheit verändert und verletzt; Alles was ihn umgibt erinnert ihn schmerzlich an die Bedingungen und Freuden des gesunden Lebens und lässt ihn sein Ausgestossensein aus der Norm des Lebens fühlen. An einem Kurort aber, wo das ganze Leben auf den einen Punkt, die Krankheit gerichtet ist, fühlt sich der Kranke nicht mehr so fremd im Leben; sein Zusammenhang mit der Welt erscheint ihm nicht mehr als eine feindselige Ausnahme, sondern als ein verwandtes, vertrautes Verhältniss. Die Mitgäste sind der Spiegel, in welchen er einmal sein Schicksal objectiv, als etwas ausser ihm liegendes anschaut. Er sieht nicht mehr blos sich, sondern die Menschheit krank, er fühlt sich als ein Stück der kranken Menschheit und als Mitträger des allgemeinen Menschenschicksals und findet auf diesem Wege leichter eine Versöhnung, der er im Elende seines abgesonderten Lebens nicht fähig war u. s. w.“ —

In der Anstalt kommt nun noch die festgefügte Tagesordnung, die sichere Anlehnung an die für Alles die Weisung gebenden Aerzte, der Mangel des Quälendsten im Leben, des Zweifels über das zu Geschehende hinzu. —

Ich habe vorher die Furcht vor Ansteckung erwähnt Ansteckung.

und muss hierüber in einigen Worten meine Meinung darlegen. Die wissenschaftliche Discussion über diesen Punkt ist seit einer Reihe von Jahren lebhaft im Gange, und verdient die höchste Würdigung, da eine völlige Umwandlung der seitherigen Behandlungsweise an Kurorten und Anstalten Platz greifen müsste, wenn die naheliegende Möglichkeit einer Infection sich herausstellte. Dem unbefangenen Beobachter muss es aber schon auffällig sein, dass bei der enormen Verbreitung der Krankheit, dem tagtäglichen Verkehr Lungenkranker in der Familie, der Gesellschaft und den verwickelten Berufsverhältnissen diese tausendjährige Frage immer noch nicht spruchreif, ja erst ganz neuerdings wieder frisch aufgeworfen ist. Man sollte meinen, es müssten sich bei einer Krankheit, die den sechsten Theil der leidenden Menschheit hinrafft, stündlich Anhaltspunkte dafür finden, ob und wie sie übertragen werden kann. So oft man aber auch glaubte Beweise für die Ansteckung gefunden zu haben — sie sind zudem in der Literatur relativ sehr spärlich — so oft wurden sie bis jetzt entkräftet durch näherliegende Erklärungen. Diese fanden die Gründe für die vermeintliche Ansteckung viel natürlicher in dem gemeinschaftlichen Insult depravirender Momente, in der physisch und psychisch herabdrückenden Wirkung schwerer, langer Pflege hektischer Angehöriger, in übersehenen, seither versteckt gewesenen Erkrankungen anderer Organe, namentlich des blutbildenden und des Drüsensystems, und in der verwickelten, sprungweisen Fortwirkung des ehernen Erbschaftsgesetzes, das oft für eine ganze Familiengeneration zu schlummern scheint und das nur einer besonderen Combination ungünstiger Umstände zur Erweckung bedarf. Ich kann nur sagen, dass ich seit Jahren jeden, nur einigermassen auf Ansteckung hinweisenden Fall auf's strengste kritisch analysire, und in dem Rückwärtsverfolgen aller ätiologischen Momente nicht einmal zu einer besonderen Wahrscheinlichkeitsannahme hinlänglich Gründe fand. Dass mir, dem selbst seit einer Reihe von Jahren an Phthise Erkrankten die stricte Lösung dieser Frage nicht allein aus wissenschaftlichen, sondern auch aus familiären Gründen sehr am Herzen lag, ist begreiflich. Die Versicherung, dass ich objectiv gesichtet, kann ich eben nur geben, ihr Werth für den Leser hängt von dem Grade der Glaubwürdigkeit und Urtheilsfähigkeit ab, die meine gesammte Darlegung überhaupt in ihm erweckt hat. Immerhin glaube ich, meine Meinung in dieser Sache und an dieser Stelle aussprechen zu müssen, da ich nun länger als ein Jahrzehnt ausschliesslich nur unter Schwindsüchtigen lebe, deren Menge nach Tausenden zählt. Ich kann hier auch auf das Zeugniss von Aufrecht verweisen, mit dem ich mich in dieser wie in ähnlichen Schwindsuchtsfragen in voller Uebereinstimmung befinde. Er sagte in der D. Med. Wochenschr. 1879, Nr. 50 und 51: „Es ist nicht wahr, dass ein Mensch einen Andern mit Tuberculose ansteckt, etwa wie man ein Kaninchen oder Meerschweinchen damit impft. Ich habe trotz aller Aufmerksamkeit, welche ich bei einem reichlichen Beobachtungsmaterial dieser Seite der Frage zugewendet habe, nicht den mindesten Anhalt für eine solche Annahme gefunden.“

Mit alledem ist keineswegs behauptet, dass die Impfung, die Inhalation oder die Verfütterung „tuberculöser“ Massen nicht die gleiche Krankheit im Gefolge haben könne, obgleich die Resultate der einschlägigen Experimente eine einheitliche Annahme im Sinne der specifischen Infection in der wissenschaftlichen Welt noch nicht gewonnen haben. Mit Uebergehung der durch Villemain inaugurirten Impfungsperiode berühre ich mit drei Worten die Bewegung, welche in den letzten Jahren durch Tappeiner's Inhalations-Versuche (Virch. Arch. 73) eingeleitet und deren Resultat zuerst auf der Naturforscherversammlung zu München (1877) demonstrirt wurde. Die Zerstäubung phthisischer resp. tuberculöser Sputa und deren Einathmung während mehrerer Stunden im Tage durch Versuchshunde, hatte bei diesen unzweifelhaft Tuberculose verschiedener Organe zur Folge. Darauf hin experimentirte Schottelius (Virch. Arch. 73) in ähnlicher Weise, nahm aber als Inhalationsmaterial nicht allein Sputa von Phthisikern, sondern auch noch solche von gewöhnlicher Bronchitis, zerriebenes Kalbshirn, zerriebenen Limburger Käse. Auch hier war das Resultat ein positives. Er schliesst mit Recht aus der Gleichartigkeit der Befunde, ob man die verschiedenen Knoten Tuberkel nenne oder nicht, dass die Inhalation tuberculöser Sputa nicht das einzige, also ein nicht specifisches Infectionsmittel ist, eine Tuberculose zu erzeugen. Es geht, trotz verschiedener Einwände wegen der Versuchsanordnung u. dergl. mit grosser Wahrscheinlichkeit aus den Experimenten hervor, dass es nur der Inhalation genügender Mengen genügend kleiner corpusculärer Elemente bedürfe, um die besondere Erkrankung der Lunge hervorzurufen (Ziegler). Orth (Virch. A. 77. H. 2) zieht aus den Erfolgen, die er mit Verfütterung perlsüchtiger Massen an Kaninchen erzielt, den Schluss, dass die Perlsucht der Kühe identisch mit Tuberculose und dass diese eine Krankheit, deren Gift, das Klebs, Schüller, Rheinstädter an eine bestimmte Bacterienform knüpfen, übertragbar sei. —

Nach den heute geläufigen Anschauungen, denen zufolge uns ständig Milliarden von Krankheitserregern umdrohen, die nur des günstigen Entwicklungsmomentes harren, um Elend über den Einzelnen wie über die Massen zu verbreiten, ist mir die Vorstellung ganz adäquat, dass auch unsere Krankheit, oder wenigstens aus ihr sich entwickelnde Stoffe unter irgend welchen Umständen übertragbar seien. Ob dies auf einem mechanischen Wege durch corpusculäre Elemente, oder auf chemischem, durch von der Norm sich aufs Aeusserste entfernende Stoffe der regressiven Metamorphose, wie etwa Käse, oder durch parasitäre Einwanderung, Mikrococcen, geschehen könne, verdient hier keine specielle Erörterung. Für unseren rein klinischen Standpunkt ist Eins ausschlaggebend: es bedarf zum Zustandekommen der Infection jedenfalls einer so complicirten Gruppirung begünstigender Umstände, dass die Wahrscheinlichkeit des Gelingens für das gewöhnliche praktische Leben gleich Null ist. Es müssten bei der ungeheuren Zahl Lungenkranker, die sich ständig unter Gesunden, ohne jede Cautele bewegen, die Fälle der Ansteckung sich unbedingt tagtäglich der Beobachtung aufdrängen. Wir müssen das Gegentheil constatiren und daraus schliessen, dass selbst bei der Möglichkeit der Inoculation der Auswurfstoffe (um die es sich ja nur hier handeln kann) auf die terminale Bronchialschleimhaut durch Aspiration die s. g. Prophylaxis der Natur eine fast absolut garantirende sein muss.

Die Annahme, dass durch Husten eine so feine und reichliche Zerstäubung des Auswurfs stattfinden könne, um die Bedingungen der obigen Experimente auch nur annähernd zu erreichen, hält einer nüchternen Kritik nicht Stand. Man bedenke nur die Zähigkeit, die Cohäsionskraft der Sputa und deren Umhüllung mit einer so widerstandsfähigen Schleim- und Speichelschicht, dass das Abheben kleinerer Partikel mit einer Pincette oft unmöglich wird. Man bedenke die Dehnbarkeit der Lumina, welche das Secret passirt, die ihm gestattet in compacten Klumpen bis über die Zunge zu gleiten, ohne dass irgendwo kleinere Reste hängen bleiben. Die Unmöglichkeit, bei geschlossenen Zahnreihen ordentlich zu husten, verhütet die letzte Gelegenheit zu feiner Zerstäubung. Was zuweilen wohl das Aussehen einer solchen gewinnt, ist dünnflüssiger Mundspeichel, der ungeschickte Huster öfter umsprüht.

Sollte aber trotz alledem die Suspendirung feinster Partikel der eitrigen „infectiösen“ Masse in der Luft möglich sein, so ist sie doch gewiss eine so ausserordentlich geringe, dass die Gefahr gegenüber den bestehenden Schutzvorrichtungen auf ein Minimum reducirt werden muss. Wie oftmal muss der Luftstrom anprallen auf dem vielgewundenen, hindernissreichen Wege nach dem Innern der Lunge, dessen zähfeuchte Fläche schon in den oberen Partien hinlänglich Gelegenheit gibt die festeren Theilchen zu deprimiren. — Eine absolute Sicherheit besteht freilich nicht, jedenfalls nicht für feste, trockene Partikel in allerfeinster Vertheilung, wie die Lungen der Steinhauer, Schleifer etc. beweisen, deren Athmungsluft allerdings in ganz enormer Weise durch lange Zeiträume hindurch mit den betreffenden Substanzen geschwängert ist.

Diese Thatsache giebt unbedingt einen Fingerzeig für die grösste Vorsicht und Reinlichkeit gegenüber der Möglichkeit einer Eintrocknung und Zerstäubung phthisischer Sputa, die, mag man auch über ihr Infectionsvermögen denken, wie man wolle, jedenfalls als schädlicher Staub wirken können. Man halte darum strengstens darauf, dass überall in den Räumen, die von Lungenkranken bewohnt und benützt werden, zahlreiche Spucknäpfe, mit trocknem Sande gefüllt stehen, dass diese benützt und täglich, wenn nöthig mehrmals geleert resp. überstreut werden. Man nenne es ungescheut eine Schweinerei, wenn Fussboden und Teppiche bespuckt werden, sorge für gehörige Ventilation und unablässige Reinigung, so wird, das ist meine Ueberzeugung, jede Veranlassung zu irgend welcher Gefährdung Anderer vollkommen beseitigt werden. Eine bestätigende Illustration zu dieser Behauptung liegt in einer Mittheilung aus dem Brompton Hospital (Lancet Juni 1878), wonach bei Verpflegung von 15,262 Schwindsüchtigen während beinahe zweier Jahrzehnte unter den gesunden Aerzten (59),

Geistlichen, Oberinnen, Wärtern und Wärterinnen kein einziger Fall von Lungenerkrankung vorgekommen ist. —

Dem Zwecke, den die vorliegende Arbeit verfolgt wäre nicht völlig gedient, wenn ich es unterliesse, noch zum Schluss einen besonderen Vorzug zu besprechen, den die Anstalten gegenüber offenen Kurorten besitzen. Ich meine die Unbeschränktheit, die Continuität der Behandlungsdauer am selben Orte und bei demselben Arzte durch die Einrichtung der Winterkuren.

Winterkuren. Nachtheil der Unterbrechung der Behandlung an offenen Kurorten etc.

Es ist wiederholt ausgesprochen und durch tausendfältige Erfahrungen in Görbersdorf, Davos und Falkenstein bewiesen, dass die Kälte in keinem Betracht ein Hinderniss für die Heilung der Phthise ist. Im Gegentheile, die Stimmen mehren sich und werden lauter in der Behauptung, dass in der kälteren Lufttemperatur vielleicht ein besonders mächtiges und günstiges therapeutisches Moment liege, das nur richtige Ausnutzug verlange. Wenn es richtig ist, dass der Phthisiker vor Allem der Anregung und Normalisirung des Stoffwechsels bedürfe und die Rückbildung der localen Prozesse nur mit diesen Hand in Hand geht, so erhalten gewisse physiologische Thatsachen ein bedeutsames Gewicht. Liebermeister, Hoppe-Seyler, Speck u. A. haben entscheidend eine Steigerung der Wärmeproduction, eine Vermehrung der Stauerstoffaufnahme und Kohlensäureabgabe bei Einwirkung niederer Temperaturen auf den Körper nachgewiesen, was schon Crawford und Lavoisier behauptet hatten. Nach Leichtenstern nimmt bei Kälte die Frequenz und Tiefe der Athemzüge zu. In dieser Beziehung ist die Wirkung der Kälte der einer Muskelanstrengung gleich, zu welcher durch jene noch ausserdem ein besonderes Bedürfniss angeregt wird. Die traditionelle Anschauung von der grösseren Esslust, der erleichterten Blutbildung im Winter gegenüber der warmen Jahreszeit hatte dieses Gesetz schon längst antecipirt.

Der Toleranz der Lunge gegen niedere Temperaturen wurde schon oben gedacht; die Diffusion der mit einem Athemzuge eingeführten Luftmenge mit der Residualluft geht verhältnissmässig langsam vor sich, der völlige Eintritt in die terminalen Bezirke geschieht wohl erst nach dem dritten und vierten Athemzuge. Auch das völlige oder relative Freisein der Luft von Fäulnissproducten, von Staub u. dergl. in der kalten Jahreszeit kann hier noch in Betracht genommen werden. Zu diesen günstigen Momenten kommen aber noch, worauf ich ein ganz besonderes Gewicht lege, bei der Winterbehandlung hinzu: die dem Patienten und Arzte aufgenöthigte Vorsicht im Verhalten, das exacte Studium der Witterung und Kleidung, die Verminderung der Gelegenheit zum Schwitzen und demzufolge zu Erkältungen.

Alle diese Umstände zusammen müssen den Grund abgeben zu der schon anderwärts von mir ausgesprochenen Beobachtung, dass die Monate Januar und Februar mit zu den besten des Phthisikers zählen, dass in ihnen die entzündlichen und katarrhalischen Zwischenfälle die geringsten Ziffern zeigen und die Ernährung am flottesten vorwärts schreitet. Alles dieses spricht nur zu Gunsten einer Winterbehandlung der Phthise, von deren völligen Gleichwerthigkeit mit den Kuren in den anderen Jahreszeiten ich mich im Verlaufe von neun Wintern überzeugt habe. Wenn ich auch keine ziffermässigen Belege für diese Behauptung geben kann, so beruht sie doch auf einem streng kritisirten Gesammteindruck. Für manche Phthisiker will mir sogar die Winterkur vortheilhafter als jede andere erscheinen; für Menschen mit noch entzündetem oder geschwürigem Kehlkopfe taugt sie natürlich wegen der oberflächlichen Lage des betreffenden Organs nicht. Wie weit bei den guten Erfolgen der Winterkur die Kälte, die grössere Vorsicht und die, durch meist geringere Frequenz ermöglichte grössere Controlle des Arztes in Rechnung zu setzen sind, lässt sich natürlich nicht genau entscheiden, sie wirken eben zusammen. Das Freileben der Patienten im Winter wird in Falkenstein fast absolut von den Aerzten dirigirt, da dasselbe sich mehr in der Nähe der Anstalt abspielt. Es wird dann doppelt geizig jeder günstige Moment benutzt; das Hinausschicken und Hereinrufen, die Auswahl, wer gehen soll und wie lange etwa gegangen werden kann, sind neben der Controlle der Haustemperatur und Ventilation die häufigst geübten ärztlichen Aufgaben. Auf diese Weise ist es möglich eine ganz erkleckliche Zeit für den Genuss der freien Luft herauszuschlagen, man muss nur nicht immer den Begriff von sog. schönem Wetter festhalten wollen. So sind es beispielsweise im Winter 1877 auf 78 nur etwa fünf Tage gewesen, an denen auch den Kräftigeren völliger Hausarrest auferlegt werden musste.

Freilich gehört eine Winterkur im deutschen Gebirge nicht zu den Genüssen, wie man sie sich von einem Besuche der Riviera verspricht; es gehören ernster, guter Wille, Geduld und Umsicht beider Theile und vorzügliche Einrichtungen dazu; diese werden aber auch durch Vortheile mancher Art belohnt. Und zu diesen gehört vor Allem die Möglichkeit des Verbleibens in der Heimath, in mehr zusagenden Verhältnissen, die Ersparung der weiten, für schwächere Kranke oft geradezu gefährlichen Reise, mit ihren Zollplackereien selbst mitten in der Nacht, und der Umstand, dass nach erfolgter Herstellung, oder wenn sonstige Gründe hierzu vorliegen, die Entlassung in die Heimath jederzeit, ohne besondere Gefährdung stattfinden kann. Die bei uns gewonnene Abhärtung übersteigt bei Weitem diejenige der südlichen Kurgäste und erspart eine neue Acclimatisation, da die Differenz des Klimas und der gesammten Lebensverhältnisse keine so prägnante ist.

Vor Allem aber gestattet die Einrichtung der Winterkur in Anstalten die unbeschränkte Fortsetzung der Behandlung bis zu deren Beendigung, während überall sonst die Jahreszeit ein Unterbrechen derselben, oft grade im erfreulichsten Vorschreiten nothwendig macht. Ich befolge bis zur äussersten Consequenz den Grundsatz, dass der Phthisiker da aushalten solle, wo es ihm gut geht, wo er wirklich vorwärts kommt und befände er sich auch an dem scheinbar unpassendsten Orte. Abgesehen von der Unterbrechung bringt die Reise selbst, mit all ihren unberechenbaren Zwischenfällen und Versuchungen zu Ausschreitungen keinen Nutzen. Dieses gilt besonders für die, in Folge eines durchaus falschen Gebrauches allzufrüh aus den Kurorten der Riviera und Oberitaliens vertriebenen Kranken, die, wie ich glaube, in den Galerien und Kirchen und auf der unstäten Wanderung durch die sog. Frühlingsstationen, deren Witterung ihrem Namen nur selten Ehre macht, zur Hälfte die errungenen Vortheile wieder einbüssen. Denn nur so kann ich mir den geringen Erfolg einer grösseren Zahl unserer Sommergäste, die ihren Winter dort mit Vortheil verbracht zu haben glaubten, erklären. Ausserdem stehe ich nicht an, die Einrichtungen und Gepflogenheiten an den meisten dieser Orte für einen, an strengere Forderung Gewöhnten als geradezu in höchstem Masse unpassend zu erklären. Für einen Nordländer der besseren Klasse, für einen nur einigermassen erheblich Erkrankten sind die Vorkehrungen oft ungenügend. Ich habe mit Ausnahme von Pallanza, Arco und dem nicht ganz hierher gehörigen Meran, die zum Theile durch vorzügliche Einrichtungen glänzen, an verschiedenen Orten der Riviera Schwerkranke getroffen, die kein heizbares Zimmer haben konnten, weil sie ja nach der „Südseite“

wohnten, ich habe selbst mein Zimmer im letzten, allerdings besonders ungünstigen Winter nicht über $10\frac{1}{2}$° erwärmen können, vermisste schmerzlich schattige oder windgeschützte, staublose Spaziergänge und die Gelegenheiten zum Sitzen, welche letztere nicht zahlreich genug sein können. Ausserdem nehmen viele Kranke dort ein Verhältniss zum Arzte an, das in Anbetracht der grossen Opfer und des hochwichtigen Zweckes als ein gradezu leichtfertiges bezeichnet werden muss. Ich weiss aus dem Munde von dortigen Aerzten, dass Patienten, die einer ständigen Behandlung bedurft hätten, sich von vornherein den Besuch jener nur aller 8 oder 14 Tage ausbaten. Was kann aus alledem Gutes kommen? Ich meine im Hundert, d. h. in Bezug auf das denkbar höchste Procentverhältniss der guten Erfolge. Es werden ganz unzweifelhaft ausserordentlich gute Kuren dort gemacht, sie hängen aber von zu vielen Zufälligkeiten ab, es könnten deren viel mehr sein. Die Luft allein soll Alles thun; auf deren richtigen Gebrauch, auf die ganze Lebensweise, auf die Ernährung steht den Aerzten, meines Erachtens, auch nicht annähernd der richtige Einfluss zu. Wenn das oft herrliche Klima entsprechend ausgenützt würde, wenn das Verhältniss zwischen Arzt und Kranken auch nur einigermassen dem von mir geforderten ähnlich wäre, wenn die Herrschaft der Hoteliers und Pensionsbesitzer, denen die Aerzte nur als ein nothwendiges decoratives Element, als eine Art Aushängeschild erscheinen, nicht so übermächtig wäre, könnte dort wirklich eine Art Paradies für den wohlsituirten Phthisiker existiren. Es ist jetzt für die Mehrzahl ein fictives; die verdrossenen Gesichter der Heimkehrenden beweisen es nur zu oft. Mehr und mehr gewichtige Stimmen erheben sich gegen diese Art der Phthisis-Behandlung, die im Verhältniss zu den vorhandenen und aufgebotenen Mitteln nicht fruchtbar genug ist. Es ist vorauszusehen, dass mit der Zeit ein unliebsamer Rückschlag der jetzt noch herrschenden, dem Süden günstigen Strömung eintreten wird, wenn nicht eine Umkehr im Sinne der strengen, klinischen Forderung geschieht. Ich würde diese Umkehr mit Freuden begrüssen, denn es kommt nicht auf das Interesse dieses oder jenes Ortes an, sondern auf die Sicherheit, dass eine möglichst grosse Zahl Lungenkranker geheilt werde. Dieser Wunsch und die Pflicht, welche die Wissenschaft jedem ihrer Jünger auferlegt, das Wahre zu suchen und zu sagen immer und überall, gibt mir auch das imperative Mandat zu einem Mahnruf an das als Winterkurort unbestreitbar so vortreffliche Davos. Auch dort müssen die Zügel straffer angezogen werden, der bequeme Glaube an die Allmacht des Höhenklimas und ein etwas schablonenmässig gewordener Heilapparat einer etwas strengeren Observanz weichen. Die bei einem der bekanntesten dortigen Aerzte übliche Bezeichnung für Falkenstein als einer „Zuchtanstalt“, wird natürlich hier im Sinne der ganzen vorhergehenden Darlegungen als ein Ehrentitel aufgenommen. Er beweist aber die bedauerliche Differenz der Auffassung über die Fundamente der Phthisiotherapie. Ich verfolge mit hoffnungsvollem Eifer die in letzter Zeit dort auftretenden leisen Regungen im Sinne der Umkehr zur Anstaltsbehandlung, zur klinischen Methode — mit Besorgniss aber die dort wie in der Heilanstalt Görbersdorf, zu Tage tretenden expansiven Tendenzen, namentlich in Bezug auf die Frequenz. Die Alluren einer grossstädtischen Kurmetropole, nach denen Davos zu streben den Anschein hat, sind der Tod der wirklichen und besten Kurerfolge bei den Phthisikern. Jedenfalls muss bei einer fortwährenden Zunahme der Krankenzahl dem Arzte die Kenntniss der Individualität des einzelnen Krankheitsfalles, der Begriff der eigentlich hygienisch-diätetischen Klinik nothleiden.

Ich möchte wahrlich nicht wachsen dadurch, dass ich den Anderen verkleinere, es wäre ja doch nur ein Scheinwachsthum; ich glaubte aber auf die Gefahren, denen die genannten Orte, und mit ihnen die Ausübung einer rationelleren Methode entgegengehen, hinweisen zu müssen.

Es würde mir nur Unglauben schaffen und eine nicht tragbare Verantwortung auferlegen, wenn ich auch nur entfernt die Meinung erwecken wollte, dass die Anstalt in meinem Sinne absolute Garantie gegen Fehler und Missbräuche seitens der Aerzte wie der Kranken gäbe. Auch hier handeln unvollkommene Menschen mit unvollkommenen menschlichen Einrichtungen. Aber gerade die tägliche Erfahrung, dass trotz aller darauf gerichteten Bestrebungen und allseitigen besten Willens nicht alle Schädigungen von den Kranken abgehalten werden können, geben den zweifellosen Beleg, dass bei laxerer Auffassung, bei mangelhafterer Vorkehr jene noch viel häufiger und eingreifender sein müssen; die Ausnützung der Vortheile hält damit gleichen Schritt. Diese beiden Gedanken und die daraus hervorgehende, unbedingte Nöthigung einer Aenderung im seitherigen Verhältnisse der Aerzte zu den Lungenkranken repräsentiren die Grundpfeiler meiner Lehre. —

Ich bin nicht Doctrinär genug, um zu fordern, dass nun mit einem Schlage eine Umwandlung der jetzt bestehenden Etablissements in geschlossene Heilanstalten erfolgen solle; es würden aber bei voller Einsicht und redlichem Willen sich schon jetzt Aenderungen vollziehen lassen, die einen allmäligen Uebergang darstellten. Wenn ich die beginnende wissenschaftliche Strömung, die sich nicht mehr mit unbestimmten, allgemeinen Krankheitsbegriffen, sondern nur mit einer exacten, physiopathologischen Analyse des concreten Krankheitsfalles und einer darauf basirten individualisirenden Therapie begnügt, recht verstehe, so wird sich dieser Uebergang in den nächsten Jahrzehnten auch in der Phthisiologie mit Naturnothwendigkeit vollziehen, mit oder gegen den Willen der Betroffenen. Keinesfalls sollten aber neue s. g. klimatische Kurorte mehr entstehen, die nicht dieser Tendenz rechtzeitig Rechnung tragen, und sollte namentlich die Frage der Errichtung von Anstalten für weniger Bemittelte und Arme nicht mehr von unserem humanitären Programme verschwinden.

Die jetzt bestehenden Anstalten (es sind deren leider nur sehr wenige) haben natürlich noch einen schweren Stand, für Falkenstein kann ich dieses wenigstens in vollem Maasse bestätigen. Nicht bezüglich der Frequenz, denn diese hat sich grade da vom ersten Tage an in erfreulichster Weise entwickelt, wohl aber in Bezug auf das Material, an denen sie die Probe bestehen sollen. Man schickt zu schwere Kranke, man stellt eben, wie an jede neue Methode zu hohe Anforderungen, denen natürlich die Enttäuschung nicht fehlen kann. Das ist ein bedauerlicher Umstand, der allein im Stande sein kann, der Ausbreitung des Principes schwere Hindernisse zu bereiten. Wollte man aber einsehen, wie viel ernste Gründe vorliegen, grade die Anfangsstadien der Phthise mit aller Energie anzugreifen, statt deren Heilung erst eine Weile dem Gutdünken des Patienten zu überlassen, wollte man sich überzeugen, eine wie hohe, fast sichere Wahrscheinlichkeit des dauernden Erfolges grade diese Prozesse einer strengen, exacten Behandlung, einer Unterweisung in der richtigen Lebensführung bieten, so würden grade die Heilbaren die Anstalten füllen, während die schweren, hektischen Fälle einer rationellen hausärztlichen Behandlung und dem Schoosse der Familie verblieben. Aber selbst an diesen Fällen zeigt sich oft noch in überraschender Weise der lebensrettende oder verlängernde Werth einer Methode, die ganz und voll nur in der Anstalt und in den Händen eines überzeugungsvollen Arztes ihre Stätte finden kann. Die Mühen und Sorgen eines Anstaltsarztes in meinem Sinne sind gross, der Lohn aber auch ein beglückender und reicher. Freilich muss seine ganze Persönlichkeit in seinem Berufe aufgehen, eine warme Begeisterung bei kühlem Kopfe, eine völlige Hingabe ohne planlose Kraftverschleuderung, eine wirkliche Menschenliebe ohne Sentimentalität müssen ihn beherrschen, und die Anstalt muss ihm sein „seine Religion und seine Politik, sein Unglück und sein Glück."

FSC
www.fsc.org
MIX
Papier | Fördert gute Waldnutzung
FSC® C083411

Zeitfracht Medien GmbH
Ferdinand-Jühlke-Straße 7
99095 Erfurt, Deutschland
produktsicherheit@kolibri360.de